» 专家解百病系列丛书

图说脂肪肝

总主编　张清华

主　编　陈　玮

中国健康传媒集团
中国医药科技出版社

内 容 提 要

本书为医学科普系列《专家解百病系列丛书》之一。全书共 6 篇，195 个知识点，聚焦了脂肪肝的防治话题，深度剖析，以通俗易懂的语言，全面介绍了脂肪肝的症状、病因、诊断与鉴别诊断、治疗及预防保健等内容。本书结合典型案例，以简单科学的图表形式进行编撰，涵盖了当前消化内科治疗脂肪肝的新知识、新方法，对读者了解相关疾病常识、有效就医、科学家庭护理保健等有非常好的实际指导作用，可为脂肪肝患者及其家属提供寻医问病的实用指南。

图书在版编目（CIP）数据

图说脂肪肝 / 陈玮主编. —北京：中国医药科技出版社，2022.12
（专家解百病系列丛书）
ISBN 978−7−5214−3028−8

Ⅰ. ①图⋯ Ⅱ. ①陈⋯ Ⅲ. ①脂肪肝–防治–图解 Ⅳ. ①R575.5–64

中国版本图书馆 CIP 数据核字（2022）第 280651 号

美术编辑 陈君杞
版式设计 易维鑫

出版 **中国健康传媒集团** | 中国医药科技出版社
地址 北京市海淀区文慧园北路甲 22 号
邮编 100082
电话 发行：010−62227427 邮购：010−62236938
网址 www.cmstp.com
规格 710×1000mm 1/16
印张 13 1/2
字数 217 千字
版次 2022 年 12 月第 1 版
印次 2022 年 12 月第 1 次印刷
印刷 三河市万龙印装有限公司
经销 全国各地新华书店
书号 ISBN 978−7−5214−3028−8
定价 42.00 元

获取新书信息、投稿、为图书纠错，请扫码联系我们。

前　言 | Preface

　　近年来，随着我国经济社会的发展和人民生活水平的提高，人们对健康的重视程度越来越高。众所周知，许多疾病的发生，与人们的不良生活方式、行为习惯和不健康的心理因素有重要关系。脂肪肝是目前常见的肝病之一，发病率较高，且发病年龄日趋年轻化。为方便广大读者丰富自己的医学知识、及时快速查阅有关脂肪肝的诊疗方法，我们编写了这本《图说脂肪肝》。

　　全书共 6 篇，195 个知识点，介绍了脂肪肝的症状、病因、诊断与鉴别诊断、治疗及预防保健等内容。本书结合典型案例，以简单科学的图表形式进行编撰，涵盖了当前消化内科治疗脂肪肝的新知识、新方法。医务人员工作繁忙，阅读时间有限，如何快速掌握并牢记绝大多数知识点一直是个难题。经验表明，如果通过筛选提炼、归纳整理，将有规律可循的分散杂乱内容以图表形式记忆的话，不仅易于接受，还不会轻易遗忘，能迅速提高工作效率和知识储备水平。因此，本书以图表的形式进行提炼总结，方便消化内科医生甚至护理及其他科室临床医生迅速有效地掌握相关知识，通过经典、严谨、高质量的示意图，为广大读者呈现一个疾病直观的特征，对于保持健康的日常生活方式及指导临床工作有很好的指导作用。

　　限于资料与笔者能力，疏漏之处在所难免，恳请广大同仁及读者批评指正，以求实现新的提升。

编者

2022 年 6 月

目　录 | Contents

////// **常　识　篇** //////

症 状 篇

病　因　篇

诊断与鉴别诊断篇

治　疗　篇

预防保健篇

常识篇

1. 肝脏的位置、形态如何

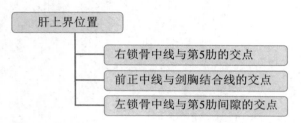

典型案例	患者，女，65岁，做肝脏检查。由于肝脏位置随呼吸改变，故肝脏触诊检查时需要患者做呼吸运动配合医生检查
肝脏形态	肝脏是人体最大的腺体，也是最大的实质性脏器。我国成人肝脏平均重量为1300g左右，为体重的1/50。肝脏呈不规则的楔形，可分为上、下两面，前、后、左、右四缘。肝脏呈棕红色，质软而脆，分为脏面和膈面，前后两缘，左右两叶。右叶大而厚，左叶小而薄。脏面凹陷，有2条纵沟和1条横沟，连成"H"形。横沟位于肝脏面正中，有肝左、右管，肝固有动脉左、右支，肝门静脉左、右支和肝的神经、淋巴管等出入，称为肝门
肝脏位置	位于右季肋区和腹上区，仅有小部分在左季肋区。肝上界与膈穹窿同高。肝脏的位置随呼吸、体位改变及体型而略有差异，肝在体表的投影，上界在右锁骨中线第5肋骨，右腋中线平第6肋骨，下界自右向左先平齐肋弓下缘，再经腹上部斜向左上方，至左侧第7、8肋软骨接合处。呼吸时肝脏随膈上下移动，平静呼吸时肝的上下移动范围为2～3cm
肝脏毗邻	肝的上方为膈，膈上有右侧胸膜腔、右肺及心等。肝右叶下面前部与结肠右曲邻接，中部近肝门处邻接十二指肠上曲，后部邻接右肾上腺和右肾。肝左叶下面与胃前臂相邻，后上方邻接食管上部
结语	肝是机体新陈代谢最活跃的器官，应预防肝脏发生病变

2. 肝脏的主要功能有哪些

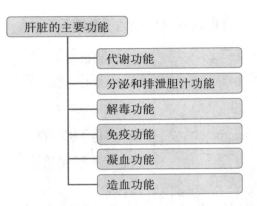

典型案例		患者，男，51 岁，病程 5 年，经 B 超、血脂、肝功能化验检查确诊为脂肪肝。并符合《脂肪学》制定的诊断标准，即①肝大；②以恶心、纳呆、胃脘胀痛、乏力、肝区隐痛为主要临床症状；③血脂及谷丙转氨酶检查有升高表现；④B 超检测显示回声不均，肝光点细小密集增多，远场回声衰减，近场回声增强
肝脏的主要功能	代谢功能	包括糖代谢、蛋白质代谢、脂肪代谢、维生素代谢、激素代谢
	分泌和排泄胆汁功能	肝脏在 24 小时内制造胆汁约 1L，以促进脂肪在小肠内的消化和吸收
	解毒功能	外来的或体内代谢产生的有毒物质，均要在肝脏解毒变为无毒的或溶解度大的物质，随胆汁或尿液排出体外
	免疫功能	肝内富含吞噬细胞，能吞噬和清除入侵和内生的各种抗原，是机体防御系统的主要组成部分
	凝血功能	几乎所有的凝血因子都由肝脏制造。在人体凝血和抗凝两个系统的动态平衡中，肝脏起着重要的调节作用
	造血功能	在胚胎第 8～12 周时肝脏为主要造血器官，出生后停止造血功能。但在某些病理情况下，肝脏可以恢复一定的造血功能
结语		肝脏是人体内的一个巨大的"化工厂"，其功能相当复杂，几乎参与体内一切代谢过程

3. 肝脏在脂肪代谢中的主要作用是什么

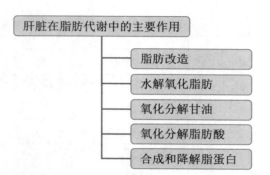

典型案例		患者，男，48 岁，因肝区胀痛 6 个月就诊。患者精神、食欲尚可。否认肝病家族史，母亲为糖尿病患者。患者饮酒 25 年，每天 150～200g。查体 B 超提示脂肪肝 5 年
肝脏在脂肪代谢中的主要作用	脂肪改造	从消化道吸收到体内的食物脂肪，经改造同化后的脂肪一部分运到皮下脂肪库贮存，一部分氧化后生成酮体，再转运到全身进一步氧化提供热能
	水解氧化脂肪	肝细胞膜内有脂蛋白脂肪酶，肝细胞从肝血窦中摄取乳糜微粒在脂蛋白的脂肪酶作用下将其水解为甘油和脂肪酸
	氧化分解甘油	甘油在肝细胞内经一系列酶的作用下，变成丙酮酸
	氧化分解脂肪酸	脂肪酸在供氧充足的情况下，在肝细胞中经一系列酶的作用，变成乙酰辅酶 A
	合成和降解脂蛋白	参与除脂蛋白乳糜微粒外所有脂蛋白的合成过程
结语		肝脏可利用糖、甘油和脂肪酸作原料，通过磷脂酸途径合成三酰甘油。肝细胞分泌胆汁，也可将多余的胆固醇分解制造胆汁。胆汁中的胆汁酸盐是很好的乳化剂，可促使脂类的消化与吸收。当肝脏受损时，肝细胞分泌胆汁的能力降低，往往可出现脂肪肝

4. 临床上脂肪肝分哪几种类型

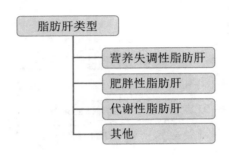

典型案例	患者，男，32 岁，因疲乏无力、口干、口苦、口黏，至医院就诊。B 超检查示：脂肪肝（中度），口服"血脂康"进行治疗，病情基本平稳。近日饮酒后患者感到脘腹痞闷，呕恶厌油腻，口干、口黏，身困肢重。B 超复查示：脂肪肝（中度）	
脂肪肝类型	营养失调性脂肪肝	①营养过剩性脂肪肝：人体过量摄入脂肪、蛋白质、糖类，通过生化反应在体内转化为脂肪，堆积在肝脏形成脂肪肝。②营养不良性脂肪肝：蛋白质摄入不足，不能合成载脂蛋白，以致三酰甘油堆积在肝脏形成脂肪肝
	肥胖性脂肪肝	肝内脂肪堆积的程度与体重成正比，肥胖者一定要定期体检，早期发现脂肪肝
	代谢性脂肪肝	代谢性脂肪肝是指由患有代谢性疾病而导致肝脏脂肪代谢异常引起的疾病。包括两种情况：一种是糖尿病、高脂血症、甲状腺功能障碍、内分泌功能失调等；另一种是先天性遗传性疾病，如糖原贮积病、肝豆状核变性等
	其他	药物性脂肪肝、肝炎后脂肪肝
结语	临床上按疾病的病因将脂肪肝分为两大类：酒精性脂肪肝和非酒精性脂肪肝。酒精性脂肪肝是指长期饮酒引起慢性酒精中毒，进而出现脂肪肝。非酒精性脂肪肝的致病病因复杂	

5. 什么是酒精性脂肪肝

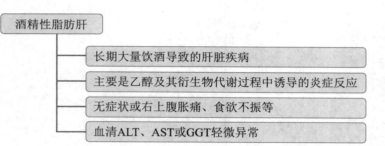

酒精性脂肪肝
- 长期大量饮酒导致的肝脏疾病
- 主要是乙醇及其衍生物代谢过程中诱导的炎症反应
- 无症状或右上腹胀痛、食欲不振等
- 血清ALT、AST或GGT轻微异常

典型案例		患者，男，56 岁，彩超显示为中度非均质性脂肪肝，身高 175cm，体重 93kg，腰围 2.9 尺，肝功能生化检查转氨酶约 50U/L，正常 0～40U/L，血脂、血压、血糖正常，胆固醇略高，右上腹胀痛、食欲不振、乏力、体重减轻等。有长期饮酒史，诊断为酒精性脂肪肝
酒精性脂肪肝	病因	影响酒精性肝损伤进展或加重的因素较多，目前国内外研究已经发现的危险因素主要包括：饮酒量、饮酒年限、酒精饮料品种、饮酒方式、性别、种族、肥胖、肝炎病毒感染、遗传因素、营养状况等
	发病机制	主要是乙醇及其衍生物的代谢过程中直接或间接诱导的炎症反应，氧化应激、肠源性内毒素、炎症介质和营养失衡（尤其是蛋白质–热量营养不良）等多种因素相互作用的结果
	临床表现	临床症状为非特异性，可无症状或有右上腹胀痛、食欲不振、乏力、体重减轻等
	诊断鉴别	血清 ALT、AST 或 GGT 仅有轻微异常，可将其临床疾病分型诊断为酒精性肝病中的酒精性脂肪肝
结语		酒精性脂肪肝是由于长期大量饮酒导致的肝脏疾病，是酒精性肝病中的一个分型。有长期饮酒史，临床症状为非特异性，可无症状或有右上腹胀痛、食欲不振、乏力、体重减轻等

6. 什么是非酒精性脂肪肝

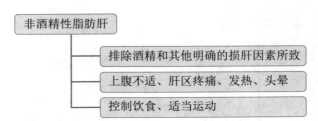

典型案例		患者，男，62 岁，主要表现为食欲不振、乏力、恶心呕吐。这是肝病患者经常会出现的症状，当患者出现上述症状并且排除感冒、胃肠道疾病外，怀疑为脂肪肝
非酒精性脂肪肝	病因	分原发性和继发性两大类，前者与胰岛素抵抗和遗传易感性有关，而后者则由某些特殊原因所致
	疾病诊断	1. 无饮酒史或饮酒折合乙醇量男性每周＜140g，女性每周＜70g 2. 排除病毒性肝炎、药物性肝病、全胃肠外营养、肝豆状核变性等可导致脂肪肝的特定疾病
	临床表现	为上腹部的特殊不适感，肝区疼痛或者压痛，白细胞增多，发热，头晕
	临床治疗	制定合理的能量摄入以及饮食结构调整、中等量有氧运动、纠正不良生活方式和行为
结语		非酒精性脂肪性肝是指排除酒精和其他明确的损肝因素所致的、以弥漫性肝细胞大泡性脂肪变性为主要特征的临床病理综合征，包括单纯性脂肪肝以及由其演变的脂肪性肝炎和肝硬化

7. 什么是脂肪肝性肝炎

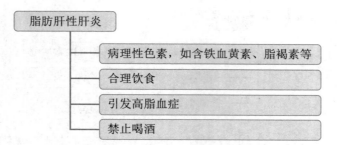

典型案例		患者，男，59岁，脂肪肝病史，肝脂肪变性，肉眼可见肝增大，边缘钝、色淡黄、较软，切面油腻感。镜下：重度脂肪变性的肝细胞，其细胞核被细胞质内蓄积的脂肪压向一侧，形似脂肪细胞，并可彼此融合成大小不等的脂囊
脂肪肝性肝炎	病理性色素	含铁血黄素：巨噬细胞摄入血管中逸出的红细胞，并由其溶酶体降解。脂褐素：是蓄积于细胞质内的黄褐色微细颗粒，电镜显示为来自噬溶酶体内未被消化的细胞器碎片残体。其他还包括黑色素、胆红素
	防治	合理饮食
	危害	脂肪肝引起高脂血症，高脂血症导致动脉粥样硬化。动脉粥样硬化发生在心脏，导致心肌梗死；发生在大脑，导致脑中风
	禁止喝酒	由于肝实质的损害，肝脏功能已受到影响，特别是乙醇代谢所需的各种酶的活性降低，影响了肝脏对乙醇的代谢，即使少量饮酒，也会导致病情加重，所以肝炎患者是不应该喝酒的
结语		细胞质内脂肪酸的蓄积称为脂肪变性。正常情况下，除脂肪细胞外，一般细胞很少见脂滴或仅见少量脂滴。如果这些细胞中出现脂滴明显增多，则称为脂肪变性

8. 脂肪肝有哪些常见并发症

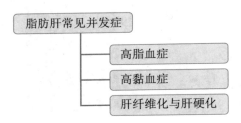

典型案例		患者，男，48 岁，因肝功能减退和门静脉高压等出现一系列症状，如消化不良、疲乏、出血、色素沉着、腹水、精神症状等。实验诊断可见肝功能异常、肝纤维化指标升高，甚至表现出凝血机制异常等
脂肪肝常见并发症	高脂血症	是脂肪肝最主要的并发症，也是直接致病原因。尤其是高三酰甘油或伴高胆固醇血症者最为常见。其主要表现头晕、头痛、胸闷不适等症状
	高黏血症	血液中纤维蛋白原成分含量升高，各种纤维因子浓度过高，从而血液浓度升高。其主要表现有肢体麻木、头晕胸闷，易并发动脉、静脉血栓等
	肝纤维化与肝硬化	因为长期脂肪肝失于治疗，且各种致病因子持久或反复地作用于肝脏组织，引起肝细胞变性、坏死、再生和纤维组织异常增生等一系列病理变化，扰乱了肝组织的正常结构，导致肝脏形体异常、质地变硬
结语		脂肪肝是指由于各种原因引起的肝细胞内脂肪堆积过多的病变。脂肪性肝病正严重威胁人民的健康，成为仅次于病毒性肝炎的第二大肝病，已被公认为隐蔽性肝硬化的常见原因

9. 脂肪肝有哪些常见合并疾病

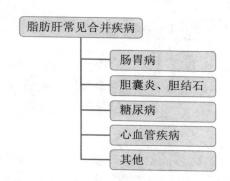

典型案例		患者，女，57 岁，糖尿病史 12 年，临床表现为上腹不适、恶心、呕吐、厌食、腹胀等。脂肪肝的临床表现与肝脏的脂肪浸润程度成正比，与血糖的控制情况密切相关。糖尿病控制较好者，其脂肪肝可逐渐消退
脂肪肝常见合并疾病	肠胃病	脂肪肝直接影响到食物的消化吸收，出现胃肠功能紊乱，出现食欲减退、消化不良等症状
	胆囊炎、胆结石	脂肪肝为胆石症形成的危险因素，非酒精性脂肪肝与胆固醇性结石有关，脂肪性肝硬化与黑色素结石的高发有关
	糖尿病	脂肪肝可影响糖代谢，导致葡萄糖耐量减退甚至发生显性糖尿病
	心血管疾病	脂肪肝与动脉粥样硬化和心脑血管疾病关系密切
	其他	高血压、性功能障碍、视力障碍等
结语		脂肪肝是指由于各种原因引起的肝细胞内脂肪堆积过多的病变。脂肪性肝病正严重威胁人民的健康，成为仅次于病毒性肝炎的第二大肝病，已被公认为隐蔽性肝硬化的常见原因

10. 脂肪肝对人体有哪些危害

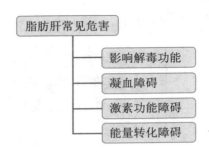

典型案例		患者，女，48岁，诊断为快速减肥性脂肪肝。禁食、过分节食或其他快速减轻体重的措施可引起脂肪分解短期内大量增加，消耗肝内谷胱甘肽（GSH），使肝内丙二醛和脂质过氧化物大量增加，损伤肝细胞，导致脂肪肝
脂肪肝常见危害	影响解毒功能	每天自身代谢产生的终末产物、肠道产生的大量内毒素、食物中的化学物质、各种药品，都要经过肝脏解毒。患脂肪肝时这些功能降低，毒物在体内蓄积，可造成中枢神经系统功能障碍、药物中毒等一系列病变
	凝血障碍	肝脏与血液凝结有密切关系，肝功能低下会发生凝血障碍，导致鼻出血、牙龈出血等
	激素功能障碍	人体内有大量的各种各样的激素，如雌激素、皮质醇、胰岛素等。肝脏是它们降解、排泄、转化、储存的主要场所。脂肪肝导致激素功能发生障碍
	能量转化障碍	脂肪肝使脂类的代谢、运转、能量转化发生障碍，能量代谢紊乱，出现消化不良、食欲减退、腹泻等消化道症状
结语		肝细胞功能发生障碍，还容易造成免疫功能低下，合并各种感染如菌血症、细菌性心内膜炎、尿道炎、自发性细菌性腹膜炎等

11. 难治的脂肪肝类型有哪些

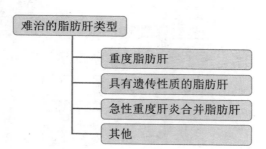

典型案例		患者，女，27 岁，总胆红素最高时达 491μmol/L，做过两次人工肝，期间因为感染引发抽搐，还引发了肝性脑病。临床表现为严重呕吐、黄疸、上腹痛等。及时终止妊娠可使病情逆转
难治的脂肪肝类型	重度脂肪肝	轻中度脂肪肝可逆转性较大，肝细胞主要表现为脂肪变性、肿大。重度脂肪肝的逆转性很小，肝细胞坏死、肝纤维化形成
	具有遗传性质的脂肪肝	患者往往有家族史，有遗传性疾病、内分泌疾病，病因复杂
	急性重度肝炎合并脂肪肝	这种情况预后凶险，当以挽救生命为主
	其他	妊娠期脂肪肝以及肝硬化、结核病、心脏病、糖尿病、肾炎等合并脂肪肝的治疗难度较大，治疗时间较长
结语		中重度脂肪肝有类似慢性肝炎的表现，有食欲不振、疲倦乏力、腹胀、嗳气、恶心、呕吐、体重减轻、肝区或右上腹胀满隐痛等症状。临床检查，75%的患者肝脏轻度肿大，少数患者可出现脾肿大、蜘蛛痣和肝掌，处理时有一定难度

12. 什么是营养失调性脂肪肝

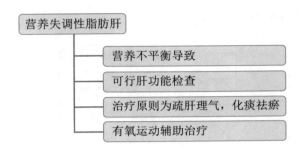

典型案例		患者，男，82 岁，长期节食，素食，吸收不良，身体消瘦，造成低蛋白血症，同时造成胆碱、氨基酸缺乏，热量供应不足，缺乏营养，又加重消瘦。这时机体就会动用组织中的脂肪，但又不能在肝脏内正常转化脂肪，堆积下来导致脂肪肝
营养失调性脂肪肝	临床主要病因分析	营养不平衡：营养的摄入超过机体的需要（供需不平衡）或营养成分含量比例不平衡。营养不良、吸收不良或摄入不足
	检查主要事项概括	肝功能：检查项目有血清酶、血清胆红素以及血清胆碱酶等，轻度脂肪肝时肝功能指标基本正常；中重度脂肪肝时肝功能血清酶（特别是 ALT、AST）以及血清胆红素、血清胆碱酶可呈轻中度升高
	主要辨证治疗	痰瘀阻络型：肝胃不和，肝气郁结。以胸闷不舒、肝区胀痛、善叹息、倦怠乏力、恶心纳呆、肝脏肿大或不肿、舌质暗红、苔薄白腻、脉弦细为临床表现。治疗原则：疏肝理气，化痰祛瘀
	运动疗法	脂肪肝患者的运动项目应以低强度、长时间的有氧运动为主，以锻炼全身体力和耐力为目标
结语		在过去的年代，我国经济还比较落后，脂肪肝的病因主要是营养不良，即由于蛋白质摄入不足，糖类摄入过量，造成肝脏蛋白质合成障碍，引起营养不良性脂肪肝

13. 什么是糖尿病性脂肪肝

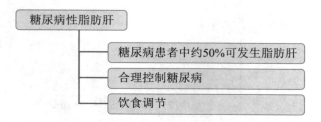

典型案例		患者，女，49 岁，糖尿病病程 10 年，轻度脂肪肝多无临床症状，中重度脂肪肝有类似慢性肝炎的表现，如上腹不适、恶心、呕吐、厌食、腹胀等。脂肪肝的临床表现与肝脏的脂肪浸润程度成正比，与血糖的控制情况密切相关。糖尿病控制较好者，其脂肪肝可逐渐消退
糖尿病性脂肪肝	发病状况具体概括	糖尿病患者中约 50%可发生脂肪肝，其中以成年患者为多。因为成年糖尿病患者 50%～80%是肥胖者，其血浆胰岛素水平与血浆脂肪酸增高，脂肪肝变性既与肥胖程度有关，又与进食脂肪或糖过多有关
	临床主要治疗方案	合理地控制糖尿病可改善脂肪肝患者的预后。同样，适当地治疗脂肪肝，亦有助于血糖及糖尿病等其他并发症的控制
	饮食调节	首乌山楂枸杞饮适用于脂肪肝属肝肾阴虚或气滞血瘀者，脂肪肝、高脂血症均可饮用
结语		糖尿病患者体内由于胰岛素分泌不足或相对缺乏容易引发肝脏的脂代谢紊乱。另外，糖尿病患者肝脏对糖的利用减少，释放增加，也是引发脂肪肝的原因

14. 什么是炎症性脂肪肝

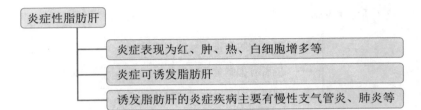

典型案例		患者，男，36岁，临床症状为非特异性，可无症状，或有右上腹胀痛、食欲不振、乏力、体重减轻等。随着病情加重，可有精神症状、蜘蛛痣、肝掌等表现。肝脏B超或CT检查有典型表现。有慢性胰腺炎史
炎症性脂肪肝	炎症表现	炎症局部表现为红、肿、热、痛和功能障碍；炎症的全身反应是发热、白细胞增多、单核吞噬细胞系统增生、实质器官病变
	炎症与脂肪肝相关性	脂肪肝就是实质器官病变的征象之一。许多患有慢性疾病的患者，由于长时间的氧供应不足、食欲减退、营养吸收不足以及不恰当地补充营养，使人体营养不足或过剩，从而使脂肪代谢发生障碍，继而发生肝脏脂肪变性乃至脂肪肝
	诱发脂肪肝的炎症疾病	能够导致脂肪肝的疾病主要有慢性支气管炎、肺炎、肺结核、慢性溃疡性结肠炎、克罗恩病、慢性胆囊炎、慢性胰腺炎、慢性肾盂肾炎等
结语		炎症是各种病原因子对机体的损害作用所诱发的以防御为主的局部组织反应，包括组织的变质、渗出和增生等

15. 什么是皮质醇增多症性脂肪肝

皮质醇增多症性脂肪肝

- 游离脂肪酸抑制糖的利用
- 皮质醇抑制葡萄糖醇解，加强肝糖原异生作用
- 抵抗力弱，加速脂肪肝的形成

典型案例		患者，男，48岁，临床表现多样，缺乏特异性。一些症状体征相对典型，少数症状和体征具有鉴别诊断意义，如皮肤瘀斑、多血质、近端肌无力、大于1cm的皮肤紫纹；其他由皮质醇增多所致的乏力、抑郁、肥胖、糖尿病等。有皮质醇增多症史，诊断为皮质醇增多症性脂肪肝
皮质醇增多症性脂肪肝	游离脂肪酸特点	游离脂肪酸可抑制糖的利用、供应能量、经肝而再合成脂肪并重新分布形成向心性肥胖。游离脂肪酸的过度增加，使肝内合成的三酰甘油超过了肝对三酰甘油转出的能力
	皮质醇与脂肪肝相关性	皮质醇抑制葡萄糖进入脂肪、肌肉、淋巴细胞、嗜酸性粒细胞及成纤维细胞、皮肤等组织进行酵解和利用。同时还加强肝糖原的异生作用，促进氨基酸、乳酸、甘油及脂肪酸等在肝内转化为葡萄糖
	抵抗力弱	由于对感染抵抗力减弱，易受化脓性细菌、真菌和病毒感染，加速脂肪肝的形成
结语		皮质醇增多症（又称库欣综合征），以皮质醇分泌过多为主要特征，皮质醇对脂代谢的影响是动员脂肪，促进三酰甘油分解为甘油及脂肪酸，甘油可循环至肝脏而加强糖异生

16. 什么是类脂质沉积病

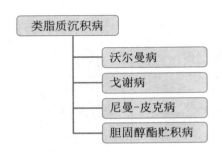

典型案例		患者，男，常染色体隐性遗传，特征是肝脾肿大、腹胀以及在出生后1周内出现肾上腺钙化。诊断主要依靠临床特征及皮肤的成纤维细胞，淋巴细胞或其他组织细胞培养检测有无脂酶的缺乏，无特殊治疗，多于出生后6个月内死亡
类脂质沉积病	沃尔曼病	是全身细胞的脂肪酶缺陷导致大量的脂质（胆固醇酯及三酰甘油）在溶酶体内蓄积，引起内脏器官黄瘤样改变，常累及肝、肾
	戈谢病	由于葡糖脑苷脂酶缺乏或活力显著降低，葡糖脑苷脂在单核巨噬细胞内大量蓄积所致
	尼曼-皮克病	又称鞘磷脂沉积病，是由于组织中缺乏神经鞘磷脂酶致使单核巨噬细胞系统以及中枢神经系统的神经节细胞内鞘磷脂堆积
	胆固醇酯贮积病	由于遗传性酸性脂肪酶缺乏，导致胆固醇酯及三酰甘油在肝、小肠和骨髓等全身各脏器沉积，导致肝脏及其他脏器脂肪变性
结语		脂类包括脂肪和类脂质两大类。类脂质是磷脂、胆固醇及胆固醇酯、类固醇和糖脂的总称。类脂质沉积病是一组少见的、以脂质代谢异常为特点的遗传性疾病。其特点是细胞内蓄积的脂肪不是中性脂肪而是类脂质，且脂质主要蓄积于单核巨噬细胞而非肝细胞内

17. 哪些人属于脂肪肝高危人群

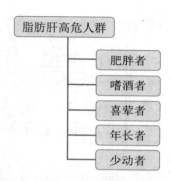

典型案例		患者，男，38岁，因肝功能减退和门静脉高压等出现一系列症状，如消化不良、疲乏、出血、色素沉着、腹水、精神症状等。实验诊断可见肝功能异常、肝纤维化指标升高，甚至表现出凝血机制异常等。确诊为脂肪肝性肝硬化
脂肪肝高危人群	肥胖者	平时长期摄入高脂肪、高胆固醇、高糖食品的人容易体重超标，肥胖是导致脂肪肝的直接原因
	嗜酒者	长期酗酒是损害肝脏的第一杀手，健康人持续10~12天每日饮酒100~200g，可引发脂肪肝
	喜荤者	如果肝脏对脂肪摄取、合成增加，或者转运利用减少，就会导致肝脏脂肪堆积，引起脂肪肝
	年长者	中老年人的新陈代谢功能逐渐衰退、运动量随之减少。此外，由于中老年人性激素水平失衡、内分泌失调，肝脏代谢功能衰退，易发生体内脂肪蓄积，脂肪肝也会相应增多
	少动者	多坐少动的工作方式和以车代步等长期不活动的人，缺乏运动，活动减少，热能得不到充分消耗，导致体内过剩的养分转化成脂肪
结语		据统计，脂肪肝的平均发病率约10%，男性脂肪肝明显多于女性，并且具有明显的行业特点。肥胖者、嗜酒者、喜荤者、年长者、少动者属于脂肪肝高危人群

18. 脂肪肝如何按肝细胞内积蓄脂肪性质分类

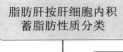

典型案例		有人认为脂肪肝主要是由于三酰甘油升高引起的，其实部分脂肪肝患者的胆固醇也会高，如胆固醇性脂肪肝患者，但很少见
脂肪肝按肝细胞内积蓄脂肪性质分类	三酰甘油性脂肪肝	按肝细胞内积蓄脂肪性质分为两类：一类是三酰甘油性脂肪肝，肝细胞内积蓄过量的三酰甘油，且血液中三酰甘油的量也升高，临床上的绝大多数脂肪肝属于这一类型。各种致病因素可通过影响以下一个或多个环节导致肝细胞三酰甘油的积聚，形成脂肪肝：①高脂肪饮食、高脂血症以及外周脂肪组织分解增加导致游离脂肪酸输送入肝细胞增多；②线粒体功能障碍导致肝细胞消耗游离脂肪酸的氧化磷酸化减少；③肝细胞合成三酰甘油能力增强，或从碳水化合物转化为三酰甘油增多，或肝细胞从肝窦乳糜微粒内直接摄取三酰甘油增多；④极低密度脂蛋白合成及分泌减少，导致三酰甘油转运出肝细胞发生障碍。当①和③进入肝细胞的三酰甘油总量超过②和④消耗的三酰甘油时，其在肝脏积聚形成脂肪肝
	磷脂性脂肪肝或胆固醇性脂肪肝	另一类是磷脂性脂肪肝或胆固醇性脂肪肝，肝细胞内积蓄过量的磷脂或胆固醇。本类脂肪肝仅占少数病例。饮食上应加强管理，严格控制总热量摄入，减少脂肪、胆固醇和单糖、双糖食物的摄入，保证足够的优质蛋白，增加膳食纤维和维生素的摄入量，保证营养均衡。运动方式应以腹部运动为主（如腹部按摩、仰卧起坐等），也可选择慢跑、打球、游泳等，其目的在于消耗多余的热量、减轻体重
结语		脂肪肝按肝细胞内积蓄脂肪性质分为：三酰甘油性脂肪肝、磷脂性脂肪肝或胆固醇性脂肪肝

19. 脂肪肝病理上分哪几种类型

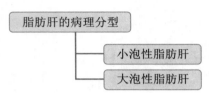

脂肪肝的病理分型

小泡性脂肪肝

大泡性脂肪肝

典型案例		何女士在妊娠 28 周时突然出现持续性恶心、呕吐、乏力、头痛等症状，1 周后出现黄疸并进行性加重，到医院进行检查，诊断为妊娠期急性脂肪肝，病理上属于小泡性脂肪肝
脂肪肝的病理分型	小泡性脂肪肝	根据肝细胞内脂肪滴大小将脂肪肝分为两大类：一类是小泡性脂肪肝，肝细胞内积蓄的脂肪滴很小，肝脏内含有的多余脂肪相对较少，病情较轻，预后较好。小泡性脂肪肝病因包括：妊娠期急性脂肪肝、Reye 综合征、四环素性脂肪肝、牙买加呕吐病、丙戊酸中毒、先天性尿素循环酶缺陷、乙醇中毒和胆固醇酯沉积病等，其中尤以妊娠期急性脂肪肝、四环素性脂肪肝及 Reye 综合征最常见。小泡性脂肪肝也可以是大泡性脂肪肝的早期或恢复期表现，但典型的小泡性脂肪肝多呈急性起病，而大泡性脂肪肝常为慢性隐匿性发生
	大泡性脂肪肝	另一类是大泡性脂肪肝，肝细胞内积蓄的脂肪滴过大，肝脏内含有的多余脂肪所占比例大，病情较重，预后较差，任其发展可变成肝纤维化、肝硬化。大泡性脂肪肝的病因包括：①营养性：儿童恶性营养不良症如胃肠道疾病、胰腺疾病、肥胖、肠道旁路术和长期胃肠外营养等；②代谢性：糖尿病、半乳糖血症、糖原沉积病、果糖不耐受症、肝豆状核变性、酪氨酸血症、高脂血症、无 β 脂蛋白血症、沃尔曼病、脂膜炎等；③药物性：乙醇中毒、长期应用肾上腺皮质激素或肝毒素类药物；④病毒感染性：包括丙型、戊型病毒性肝炎和其他全身性病毒感染性疾病；⑤隐匿性：以糖尿病、肥胖与酒精性脂肪肝为最多见
结语		脂肪肝按病理分类分为小泡性脂肪肝和大泡性脂肪肝

20. 肉眼观察到的脂肪肝是什么样子

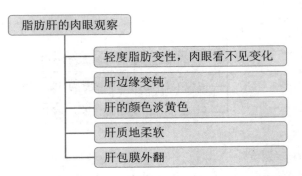

典型案例		张先生患有重度脂肪肝，超声表现为肝缘变钝，体积增大，肝实质回声增强，肝内血管及胆道显示不清，其实肉眼观察脂肪肝和超声表现在形态上大体相似，只不过肉眼观察脂肪肝由于大量脂肪沉积呈现蛋黄色
脂肪肝的肉眼观察	轻度脂肪变性，肉眼看不见变化	轻度脂肪变性时，很难在显微镜下见到病变，且在大体标本上亦无明显变化。当镜下所见脂肪变性的肝细胞数量超过 1/3 时，或肝内贮脂量明显超过 5% 时，肉眼观察方能发现异常。此时肝脏体积增大，重量增加，可由正常时的 1.3～1.5kg 增至 3～4kg
	肝边缘变钝	正常肝脏边缘较为锐利，脂肪肝的肝脏边缘（主要是前缘）由正常时的较薄、较锐变为增厚而钝圆
	肝的颜色淡黄色	脂质堆积明显时，三酰甘油沉积并相互融合形成大的脂滴而将细胞核推至周边。肝的颜色隐隐呈现出斑块状的或弥漫性的淡黄色
	肝质地柔软	严重时，肝质地变软，犹如面团感，压迫肝表面可形成凹陷。上述肝脏表面所呈现的异常变化，在剖腹术或腹腔镜手术时如仔细加以观察，可识别
	肝包膜外翻	将病变肝脏剖开时，肝实质往往向剖面凸出，这是肝实质因脂肪变性而肿胀，剖开后，处于紧拉状态的包膜后缩，病理学上称之为"包膜外翻"。剖面上的肝实质颜色亦变浅呈不同程度的黄红相间状或弥漫性的淡黄色，并有油腻感。十分严重的脂肪肝，其剖面几乎与脂肪组织无法区别
结语		中重度脂肪肝时，肉眼观：肝边缘变钝、颜色变淡黄色、质地柔软、包膜外翻

21. 脂肪肝如何分度

脂肪肝的分度
- 轻度：肝脏脂肪含量为5%～10%
- 中度：肝脏脂肪含量为11%～25%
- 重度：肝脏脂肪含量大于25%

典型案例		曹先生平时应酬比较多，喝酒较多，查体发现肝脏增大，肝实质回声增强，肝内管道显示不清，患有重度脂肪肝，并且他的肝功能也发生了异常
脂肪肝的分度	轻度：肝脏脂肪含量为5%～10%	轻度脂肪肝，肝脏脂肪含量为5%～10%或光镜下30%以上的肝细胞发生脂肪变性；患者可无症状，肝功能检查及血脂检查可正常。超声表现为：肝脏大小、形态正常，前场回声加强，后场回声衰减不明显，肝内管状结构清楚。轻度脂肪肝患者需要注意坚持体育锻炼，增加活动量
	中度：肝脏脂肪含量为11%～25%	中度脂肪肝，肝脏脂肪含量为11%～25%或光镜下50%～75%的肝细胞发生脂肪变性。患者可有乏力等表现，肝功能正常，少数患者可出现三酰甘油升高。超声表现为：肝脏大小、形态正常，或轻中度增大，前场回声增强，后场回声衰减，肝内管状结构模糊，但尚可辨认。中度脂肪肝应适当减少食量，控制体重增长，特别要减少脂肪糖类的摄入，多食豆制品及含有B族维生素的食物，使病情好转或停止发展
	重度：肝脏脂肪含量大于25%	重度脂肪肝，肝脏脂肪含量大于25%或光镜下75%以上的肝细胞发生脂肪变性。患者可表现为乏力、上腹部不适等，肝功能出现异常，三酰甘油升高，高密度脂蛋白降低。超声表现为：肝脏明显增大，形态饱满，前场回声明显增强，后场回声衰减明显，甚至可呈现无回声区，轮廓不清，管状结构难以辨认。重度脂肪肝除了饮食及运动治疗外，需要辅以药物治疗
结语		根据B超检查或病理检查分为轻度、中度、重度。轻度：肝脏脂肪含量为5%～10%；中度：肝脏脂肪含量为11%～25%；重度：肝脏脂肪含量大于25%

22. 脂肪肝如何分期

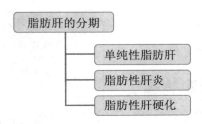

典型案例	贾先生由于工作需要，经常在外应酬，喝酒比较多，后来出现乏力、气短、肝区不适等症状，到医院进行检查，发现患有中度脂肪肝，他需要减少酒精的摄入	
脂肪肝的分期	单纯性脂肪肝	肝脏的病变只表现为肝细胞的脂肪变性，根据肝细胞脂肪变性范围将脂肪肝分为弥漫性脂肪肝、局灶性脂肪肝，以及弥漫性脂肪肝伴正常肝岛。单纯性脂肪肝一般临床症状、体征不明显，肝功能指标正常或略有升高，血脂指标正常或轻度升高，B 超有轻度或中度改变
	脂肪性肝炎	是指在肝细胞脂肪变性基础上发生的肝细胞炎症。据统计，长期大量喝酒，40%左右会出现这种情况，而非酒精性脂肪肝一般很少发生脂肪性肝炎。脂肪性肝炎临床症状、体征较明显，有乏力、气短、厌食、肝区不适、肝脾肿大等，肝功能明显异常。B 超有中度改变
	脂肪性肝硬化	是脂肪肝病情逐渐发展到晚期的结果。近年来，随着酒精性肝病和非酒精性肝病的增多，脂肪性肝硬化已占到全国肝硬化病因的第二位（第一位是病毒性肝炎及肝硬化）。在酒精性肝炎中肝硬化的发生率为 50%以上，少部分非酒精性脂肪肝也会发展成为肝硬化。脂肪性肝硬化临床症状、体征明显，出现肝掌、蜘蛛痣、肝脾肿大，质地较硬，舌质紫暗有瘀血点，舌底静脉曲张，肝功能异常，门静脉、脾静脉增宽，凝血机制异常，食道静脉曲张。B 超常为"明亮肝"
结语	根据血生化检查及 B 超检查结合临床病理特点将脂肪肝分为三期：单纯性脂肪肝，脂肪性肝炎，脂肪性肝硬化	

23. 引起脂肪肝的常见药物有哪些

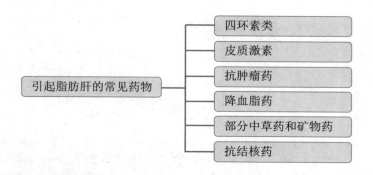

典型案例		杜女士患有乳腺癌，一直用化疗药，后来查体发现患有脂肪肝，但是她体态并不胖，也不喝酒，不爱吃肉，血脂控制的还好，后来医生解释说是由于药物引起的
引起脂肪肝的常见药物	四环素类	四环素性脂肪肝多见于孕妇，用药 15 天即可发生，病死率可达 75%
	皮质激素	长期应用皮质激素，在引起类库欣综合征的同时，可伴有脂肪肝发生。糖皮质激素能促进脂肪分解，使皮下脂肪分解或脂肪酸释放于血液，形成高脂血症
	抗肿瘤药	如甲氨蝶呤、硫唑嘌呤、5-氟尿嘧啶、6-巯基嘌呤、门冬酰胺酶也可引起脂肪变性
	降血脂药	如氯贝丁酯等，使用不当，反会加重脂肪肝
	部分中草药和矿物药	如中药大枫子有毒，中毒时可致脂肪肝；砒石为氧化砷类矿物，主要成分为三氧化二砷，可使肝脏脂肪变性
	抗结核药	如异烟肼，可引起肝脏不良反应，且与年龄、剂量、乙酰化类型、合并用药等因素有关。长期服药者可发生脂肪肝
结语		引起脂肪肝的常见药物：四环素类、皮质激素、抗肿瘤药、降血脂药、部分中草药和矿物药、抗结核药

24. 脂肪肝有急慢性之分吗

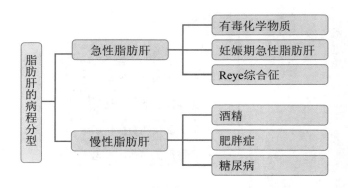

典型案例		孙女士 3 岁的孩子，一周前出现呼吸道感染症状，发热、流涕、咳嗽，后来突然出现剧烈头痛，频繁呕吐，到医院进行检查，发现肝脏增大，脂肪肝，诊断为 Reye 综合征，属于急性发作
脂肪肝的病程分型	急性脂肪肝	生活或工作中接触大量工业和环境中的有毒化学物质，妊娠期急性脂肪肝及 Reye 综合征等所致的小泡性脂肪肝，多呈急性起病，表现及预后与急性重症病毒性肝炎相似，通常伴有明显的肝功能障碍，严重病例于数小时内死亡。但经过有效处理，病情可在短期内迅速好转，不留任何后遗症
	慢性脂肪肝	轻度脂肪肝有的仅有疲乏感，中重度脂肪肝有类似慢性肝炎的表现，可有食欲不振、疲倦乏力、腹胀、嗳气、恶心、呕吐、体重减轻、肝区或右上腹胀满隐痛等，肝功能仅轻度异常或正常，故常在健康体检或胆石症、病毒性肝炎等进行 B 超检查时发现。病程相对较长，一般呈良性发展，但部分患者可发展为肝纤维化及肝硬化
结语		脂肪肝并非临床上一个独立的疾病，而是各种原因引起的肝脏脂肪蓄积过多的一种病理状态，其病程和预后不一。脂肪肝有急性和慢性之分。接触有毒化学物质、妊娠期急性脂肪肝、Reye 综合征属于急性脂肪肝；酒精、肥胖症、糖尿病引起的多为慢性脂肪肝

25. 脂肪肝的发病机制是什么

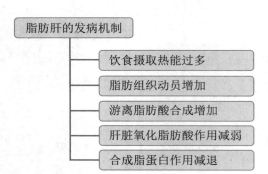

典型案例	李先生平时爱喝酒，不喜欢运动，喜欢高脂饮食，结果查体时发现患有重度脂肪肝。这是由于长期饮酒，导致酒精中毒，致使肝内脂肪氧化减少
脂肪肝的发病机制	饮食摄取热能过多	一般认为，脂肪肝是三酰甘油的合成和分泌两者之间的不平衡所致。三酰甘油在肝细胞内的堆积，可以由三酰甘油合成过多或肝细胞本身排除三酰甘油过少而致。理论上，以下任一情况均可引起脂肪肝：从饮食摄取的热能过多，从糖类转化为三酰甘油增多，游离脂肪酸过多进入肝脏，或超出肝脏的处理能力

	脂肪组织动员增加	食物中脂肪过量、高脂血症及脂肪组织动员增加（饥饿、创伤及糖尿病），游离脂肪酸输送入肝增多，为肝内三酰甘油合成提供大量前体
	游离脂肪酸合成增加	食物中缺乏必需脂肪酸，急性酒精中毒、急性苏氨酸缺乏、摄入大剂量巴比妥等使肝细胞内三酰甘油及游离脂肪酸合成增加
	肝脏氧化脂肪酸作用减弱	肝细胞内游离脂肪酸清除减少，过量饮酒、胆碱缺乏、四氯化碳和乙硫氨酸中毒等均可抑制肝内游离脂肪酸的氧化。乙硫氨酸中毒及胆碱缺乏可阻断磷脂合成
	合成脂蛋白作用减退	极低密度脂蛋白合成或分泌障碍等一个或多个环节，破坏脂肪组织细胞、血液及肝细胞之间脂肪代谢的动态平衡，引起肝细胞三酰甘油的合成与分泌之间失去平衡，最终导致中性脂肪为主的脂质在肝细胞内过度沉积形成脂肪肝
结语	脂肪肝的发病机制：饮食摄取热能过多、脂肪组织动员增加、游离脂肪酸合成增加、肝脏氧化脂肪酸作用减弱、合成脂蛋白作用减退	

26. 什么是脂肪肝的"二次打击"学说

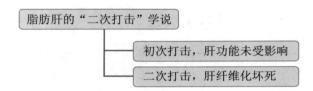

脂肪肝的"二次打击"学说
　　初次打击，肝功能未受影响
　　二次打击，肝纤维化坏死

典型案例		刘先生，体态稍胖，喝酒较少，后来查体，发现患有脂肪肝，但是肝功能是正常的。医生建议他多运动，脂肪肝就会可逆好转
脂肪肝的"二次打击"学说	初次打击，肝功能未受影响	"二次打击"学说对脂肪肝的发病机制作了精确的概括。初次打击（如肥胖、糖尿病、脂代谢异常、酒精、药物等）导致肝脏脂代谢紊乱，过剩的脂类物质暂时沉积在肝细胞内，但肝功能并未受较大的影响；肝脏的病变只表现为肝细胞的脂肪变性，根据肝细胞脂肪变性范围将脂肪肝分为弥漫性脂肪肝、局灶性脂肪肝，以及弥漫性脂肪肝伴正常肝岛。在脂肪肝发病早期，脂肪在肝细胞内暂时"沉睡"，肝细胞的结构和功能仍保持高度完整性。此时，如果采取积极有效治疗，"沉睡脂肪"可以被"唤醒"并转运到肝外组织中，作为有效能源重新被人体利用，脂肪肝可以彻底治愈。所以脂肪肝治疗宜趁早进行
	二次打击，肝纤维化坏死	二次打击是在脂质过氧化持续增加并产生大量"肝细胞毒性"物质，致炎细胞因子激活，从而诱发脂肪肝性肝炎、肝纤维化及肝坏死
结语		脂肪肝的"二次打击"学说：初次打击，肝功能未受影响；二次打击，诱发脂肪肝性肝炎、肝纤维化及肝坏死

27. 脂肪肝的发展规律和结局是什么

脂肪肝的发展规律和结局

规律：坏死→炎症→纤维化

结局：肝纤维化，肝硬化

典型案例		马先生，饮酒史 30 余年，体态肥胖，后来查体发现患有中度脂肪肝，肝功能多项指标不正常。医生建议他戒酒，多运动，脂肪肝才有可能好转，但是他只是减少饮酒量，并没有完全戒掉，2 年后发现肝区不适，发展为肝硬化
脂肪肝的发展规律和结局	规律：坏死→炎症→纤维化	酒精性脂肪肝可以不经过酒精性肝炎阶段而直接发展为肝纤维化、肝硬化，即单纯酒精性脂肪肝→酒精性脂肪肝合并静脉周围纤维化→酒精性肝硬化。非酒精性脂肪肝则需经过脂肪性肝炎阶段才能发展为肝纤维化、肝硬化。脂肪性肝炎是指在肝细胞脂肪变性基础上发生的肝细胞炎症。即按传统的单纯性脂肪肝→脂肪性肝炎→脂肪性肝纤维化→脂肪性肝硬化模式发展
	结局：肝纤维化，肝硬化	脂肪肝的最终结局是发展为肝纤维化、肝硬化。脂肪性肝纤维化是指在肝细胞周围发生了纤维化改变，纤维化的程度与致病因素是否持续存在以及脂肪肝的严重程度有关。酒精性肝纤维化可发生在单纯性脂肪肝基础上，而非酒精性肝纤维化则是发生在脂肪性肝炎的基础上。肝纤维化继续发展则病变为脂肪性肝硬化。脂肪性肝硬化是脂肪肝病情逐渐发展到晚期的结果。近年来，随着酒精性肝病和非酒精性肝病的增多，脂肪性肝硬化已占到全国肝硬化病因的第二位（第一位是病毒性肝炎及肝硬化）。在酒精性肝炎中肝硬化的发生率为 50% 以上，少部分非酒精性脂肪肝也会发展成为肝硬化
结语		脂肪肝的发展规律：坏死→炎症→纤维化；结局：肝纤维化，肝硬化

28. 什么是单纯性脂肪肝

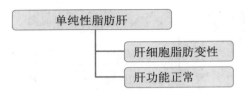

典型案例		史女士，体态微胖，平时没有任何不适，单位体检发现患有轻度脂肪肝，随后做了肝功能检查，结果抽血化验显示均正常，她属于单纯性脂肪肝
单纯性脂肪肝	肝细胞脂肪变性	单纯性脂肪肝是指肝组织学改变以肝细胞脂肪变性为主，而不伴有肝细胞坏死、炎症、纤维化或肝硬化的病理状态。引起单纯性脂肪肝的因素很多，概括起来主要有：①由于高脂肪饮食、高脂血症以及外周脂肪组织分解增加导致游离脂肪酸输送入肝细胞增多；②线粒体功能障碍导致肝细胞消耗游离脂肪酸的氧化磷酸化以及β氧化减少；③肝细胞合成三酰甘油能力增强或从碳水化合物转化为三酰甘油增多，或肝细胞从肝窦乳糜微粒、残核内直接摄取三酰甘油增多；④极低密度脂蛋白合成及分泌减少，导致三酰甘油转运出肝细胞发生障碍
	肝功能正常	肝功能检查是通过各种生化试验方法检测与肝脏功能代谢有关的各项指标，以反映肝脏功能基本状况。肝功能检查项目通常包括：谷丙转氨酶（ALT）、谷草转氨酶（AST）、总蛋白、白蛋白、球蛋白、白蛋白/球蛋白以及总胆红素的检查。反映肝实质损害的指标：主要包括 ALT、AST 等，其中 ALT 是最常用的敏感指标，1%的肝细胞发生坏死时，血清 ALT 水平即可升高 1 倍。AST 持续升高，数值超过 ALT 往往提示肝实质损害严重，是慢性化程度加重的标志。单纯性脂肪肝上述肝功能均是正常的
结语		单纯性脂肪肝是指肝组织学改变以肝细胞脂肪变性为主，肝功能正常

29. 为什么说脂肪肝容易诱发或加重糖尿病

```
脂肪肝诱发或加重糖尿病的原因
        ├── 脂肪肝患者通常有高血脂
        └── 脂肪肝是环境–代谢相关疾病
```

典型案例	王先生，36 岁，体态微胖，患有脂肪肝，其父亲患有糖尿病，因此他是糖尿病高危人群。医生建议他积极防治脂肪肝，以免诱发糖尿病	
脂肪肝诱发或加重糖尿病的原因	脂肪肝患者通常有高血脂	糖尿病是由于胰岛素分泌不足或胰岛素抵抗而形成的以糖代谢紊乱为主的疾病，其特征是高血糖、高血脂、高氨基酸血症。据调查，糖尿病患者中合并脂肪肝约占 50%，脂肪肝患者中合并糖尿病占 30%～40%。脂肪肝患者的血糖水平明显高于正常人，肥胖性脂肪肝患者若血糖浓度超过正常水平，虽未达到糖尿病的诊断标准，一般认为是糖尿病前期。脂肪肝与糖尿病两者兼有的话将给治疗带来困难，顾此失彼，加速病情发展。脂肪肝患者大多是由于脂类代谢障碍引起，易诱发糖尿病
	脂肪肝是环境–代谢相关疾病	脂肪性肝病是遗传–环境–代谢应激相关性疾病。非酒精性脂肪性肝病与 2 型糖尿病、代谢综合征以及心脑血管疾病密切相关。非酒精性脂肪性肝病本身便是一种胰岛素抵抗状态，非酒精性脂肪性肝病患者代谢综合征的患病率高于普通人群，合并代谢综合征的非酒精性脂肪性肝病患者脂肪性肝炎的患病率高且程度严重。营养过剩者脂肪肝的出现，通过肝脏成脂性改变以及肝细胞损伤，可诱发和（或）加剧胰岛素抵抗、内皮功能障碍、炎症反应、血液高凝固低纤维蛋白溶解状态等途径，促进代谢综合征及其相关病变的发生
结语	脂肪肝与糖尿病有共同的发病基础，互相影响	

30. 为什么说脂肪肝容易促进动脉粥样硬化的形成

脂肪肝容易促进动脉粥样硬化形成的原因

脂肪肝患者常有高脂血症

脂肪肝是脂肪代谢紊乱

典型案例		孔先生，55岁，患有脂肪肝、糖尿病，他的血脂也高，后来觉得颈部不适，到医院进行颈动脉检查，结果发现动脉内膜增厚，并有斑块形成
脂肪肝容易促进动脉粥样硬化形成的原因	脂肪肝患者常有高脂血症	脂肪肝患者常伴有高脂血症，血液黏稠度增加，其中的低密度脂蛋白因其分子量极小，很容易穿过动脉血管内膜在血管壁沉着，使动脉弹性降低，管径变窄，柔韧性减弱，最终导致血液循环障碍，血管破裂，危及生命。脂类代谢障碍是产生脂肪肝的原因。食物中脂肪经酶水解并与胆盐结合，由肠黏膜吸收，再与蛋白质、胆固醇和磷脂形成乳糜微粒，乳糜微粒进入肝脏后在肝窦库普弗细胞分解成甘油和脂肪酸，脂肪酸进入肝细胞后在线粒体内氧化、分解而释出能量，或酯化合成三酰甘油，或在内质网转化为磷脂及形成胆固醇酯。肝细胞内大部分三酰甘油与载脂蛋白等形成极低密度脂蛋白进入血液循环
	脂肪肝是脂肪代谢紊乱	动脉粥样硬化是动脉硬化的一种，大、中动脉内膜出现含胆固醇、类脂肪等黄色物质，多由脂肪代谢紊乱、神经血管功能失调引起。常导致血栓形成、供血障碍等。非酒精性脂肪性肝病（NAFLD）患者中，颈动脉内膜中层厚度增加，臂踝脉搏波流速增快，提示 NAFLD 与动脉粥样硬化有关。所有 NAFLD 患者最好通过节制饮食、增加有氧锻炼等措施改变不良生活方式。避免接触肝毒物质包括偶尔的过量饮酒，慎重使用肝毒药物。宜低盐、低脂、高维生素、适量蛋白质饮食，避免过度热量摄入
结语		脂肪肝常是由于脂类代谢紊乱造成，容易造成动脉内膜胆固醇等沉积

31. 什么是肥胖性脂肪肝

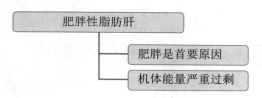

典型案例		小明，10 岁，身高 158cm，体重 75kg，体重严重超标。这主要是由于爱吃一些油炸类食品、快餐食品，而活动量较少引起的。查体发现患有脂肪肝
肥胖性脂肪肝	肥胖是首要原因	肥胖是指一定程度的明显超重与脂肪层过厚，是体内脂肪，尤其是三酰甘油积聚过多而导致的一种状态。肥胖性脂肪肝是指由于机体能量严重过剩，肝脏内三酰甘油的合成远远大于分解，从而引起部分脂肪在肝细胞内沉积的病变过程。肥胖是非酒精性脂肪肝最常见的危险因素，约 50%以上的肥胖者患有非酒精性脂肪肝。调查资料显示，我国人群中的肥胖者已超过 7000 万，城市的中小学生超过 20%。值得重视的是，社会上肥胖人数正以 5 年翻一番的速度增长，肥胖性脂肪肝的防治不容忽视
	机体能量严重过剩	由于肥胖，机体能量消耗较少，能量严重过剩。肝内脂肪堆积的程度与体重成正比。30%～50%的肥胖症合并脂肪肝，重度肥胖者脂肪肝病变率高达 61%～94%。肥胖人体重得到控制后，其脂肪浸润亦减少或消失。这类脂肪肝的治疗应以调整饮食为主，基本原则为"一适两低"，即适量蛋白质、低糖和低脂肪，平时饮食注意清淡，不可过饱，适量新鲜蔬菜和瓜果，限制热量的摄入。同时要加强锻炼，积极减肥，只要体重下降，肝内脂肪浸润即明显好转
结语		肥胖性脂肪肝是指由于肥胖导致机体能量严重过剩，肝脏内三酰甘油的合成远远大于分解，部分脂肪在肝细胞内沉积的病变过程

32. 导致儿童脂肪肝的原因有哪些

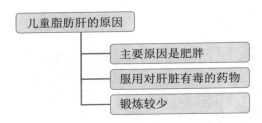

典型案例		患者，14 岁，查体发现患有脂肪肝，医生建议他合理饮食，尽量少食高脂饮食和碳酸饮料，并且要加强运动
儿童脂肪肝的原因	主要原因是肥胖	儿童脂肪肝主要原因是肥胖。肝内脂肪堆积的程度与体重成正比。30%～50%的肥胖症合并脂肪肝，重度肥胖者脂肪肝病变率高达 61%～94%。肥胖者体重得到控制后，其脂肪浸润亦减少或消失。这类脂肪肝的治疗应以调整饮食为主，基本原则为"一适两低"，即适量蛋白、低糖和低脂肪，平时饮食注意清淡，不可过饱，限制热量的摄入
	服用对肝脏有毒的药物	避免服用对肝脏有毒的药物。某些药物或化学毒物通过抑制蛋白质的合成而致脂肪肝，如四环素、肾上腺皮质激素等。家长不应急于通过药物控制孩子的脂肪肝，而应该通过饮食和运动来加以调理。家长要注意孩子饮食结构的合理化，让孩子多吃水果、蔬菜以及鱼肉、豆类等富含蛋白质的食品，并尽量远离快餐食品、垃圾食品以及含糖量和热量高的食品。只要方法得当，绝大多数儿童脂肪肝可以治愈
	锻炼较少	家长要让孩子进行适当的体育锻炼。适当增加运动，促进体内脂肪消耗
结语		合理营养、平衡膳食、适当运动、控制体重是预防儿童脂肪肝的重要手段

33. 什么是药物性脂肪肝

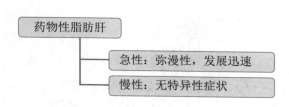

典型案例		钱女士，58岁，患有子宫内膜癌，长期服用化疗药物，她体态不胖，不饮酒，也没有高脂饮食的习惯，突然有一天，感觉肝区疼痛，到医院检查，发现重度脂肪肝，抽血化验肝功能，发现肝功能严重受损，这是由于化疗药物引起的急性脂肪肝
药物性脂肪肝	急性：弥漫性，发展迅速	急性药物性脂肪肝是指由于药物引起的急性肝细胞脂肪变性，病变往往为弥漫性，病情发展迅速，甚至发展为肝功能衰竭，常并发其他脏器的并发症。急性药物性脂肪肝主要是由于药物抑制了脂肪酸线粒体氧化反应，干扰了肝内蛋白质合成，使肝脏分泌三酰甘油受阻，从而引起肝内脂肪沉积。急性脂肪肝组织学检查大多可见肝内有大量脂肪小滴蓄积（小泡性脂肪肝），也有很少一部分见脂肪大滴（大泡性脂肪肝），以小叶中心最为显著，有时可伴有坏死、炎症、胆汁淤积。常由丙戊酸、阿司匹林、去羟肌苷、吡洛芬和化疗药物引起
	慢性：无特异性症状	慢性药物性脂肪肝通常无特异性症状，多是由于偶然查体发现的。病理类型多表现为大泡性脂肪肝。如果不伴有其他肝损伤，肝功能检查仅轻微异常，但肝脏往往会肿大。目前认为，药物导致大泡性脂肪肝的主要机制为肝内脂质输出受损。门冬酰胺酶、丙戊酸、甲氨蝶呤、糖皮质激素、甲苯磺丁脲、四氯化碳、三氯甲烷、环乙胺、异丙醇、依米丁、蓖麻碱、放线菌素D等均可引起慢性药物性脂肪肝
结语		药物性脂肪肝有急性和慢性之分。急性药物性脂肪肝是指由于药物引起了急性肝细胞脂肪变性，病变往往为弥漫性，病情发展迅速，甚至发展为肝功能衰竭。慢性药物性脂肪肝通常无特异性症状

34. 什么是局灶性脂肪肝

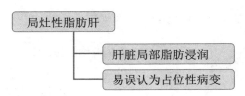

典型案例	莫先生，酷爱喝酒，后来单位体检，超声提示肝脏回声不均，见片状低回声，提示不均匀局灶性脂肪肝，建议进一步做 CT 检查以排除其他肝占位性病变

局灶性脂肪肝	肝脏局部脂肪浸润	脂肪肝时，脂肪沉积在肝脏的分布呈多样性，最常表现为弥漫性、均匀性脂肪浸润，也可呈局灶性脂肪浸润。病灶大多呈孤立结节，局限性分布，可一至数个，甚至数十个分布在左右肝叶。结节大小不一，直径一般小于 5cm。局灶性脂肪肝以右叶较左叶多见，可能与肠系膜上静脉内含量较高的游离脂肪酸主要流入肝右叶所致。结节呈黄白色，好发部位多在肝外周的肝包膜下，少见于肝实质深部。病理切片显示整个结节内弥漫性脂肪变性，结节周围肝细胞无脂肪浸润
	易误认为占位性病变	局灶性脂肪肝可发生于各年龄阶段人群，以中老年多见。由于病变范围少，临床表现多不明显或仅有轻微的非特异性症状，肝功能实验常无变化。本病有特征性 CT 表现，通常为非球状病灶，无占位效应，CT 值近似水的密度，B 超和 MRI 有助于诊断。本病为可逆性病变，如不伴有基础肝病，短期内可自行消退，在病因治疗后尤其如此。需与肝肿瘤相鉴别，区别点在于：①无包膜，周边无声晕；②正常组织的低回声区内见有血管穿行，且血管无受压、浸润，移位变形；③结合肝脏整体回声表现。非均匀性脂肪肝声像图的最大特征是无占位效应
结语		局灶性脂肪肝，又称为肝脏局灶性脂肪变，是指肝脏某一局部区域脂肪浸润，影像学上呈现局灶性或斑片状的假性占位性病变

35. 什么是肝脂肪瘤？它与脂肪肝是什么关系

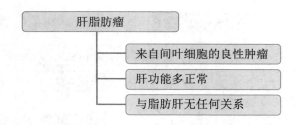

典型案例		李女士，平时体健，无任何不适，单位体检，超声发现肝内有一稍强回声团，不知是局灶性脂肪肝还是肝脂肪瘤，后来 CT 检查诊断为肝脂肪瘤
肝脂肪瘤	来自间叶细胞的良性肿瘤	肝脂肪瘤来自间叶细胞，除脂肪肉瘤外，均为良性肿瘤。肝脂肪瘤的种类很多，大致分为脂肪瘤（由成熟脂肪细胞和疏松结缔组织组成）、血管脂肪瘤（由脂肪组织和血管构成）、血管平滑肌脂肪瘤（由脂肪、血管和平滑肌组成）、血管髓性脂肪瘤（除脂肪、血管和平滑肌外，瘤中含有造血成分）、假性脂肪瘤（为部分网膜组织附着于肝脏表面或包裹于肝脏实质中）
	肝功能多正常	谷丙转氨酶、谷草转氨酶、总蛋白、白蛋白、球蛋白、白蛋白/球蛋白以及总胆红素等肝功能检查项目通常无异常改变
	与脂肪肝无任何关系	肝脂肪瘤较少见，可发生于各年龄阶段，但以 40 岁以上成年人多见。尤其是女性肥胖、糖尿病、高血压和冠心病患者，多无临床症状和体征，或仅有轻微右上腹不适。大多数为单个病灶，少数有两个或肝左右两叶均有，肿瘤大小不一，直径一般小于 5cm。包膜完整、黄色、质软，偶有钙化。B超和 CT 均有特征性表现。肝脂肪瘤患者肝功能多无异常改变。脂肪肝是指由于各种原因引起的肝细胞内脂肪堆积过多的病变，中重度脂肪肝肝功能通常有异常改变。肝脂肪瘤的病因和发病机制不明，但其与脂肪肝并无任何关系
结语		肝脂肪瘤是来自间叶细胞的良性肿瘤，肝功能多正常，与脂肪肝无任何关系

症　状　篇

36. 脂肪肝有哪些临床表现

```
┌─────────────────┐
│ 脂肪肝的临床表现 │
└────────┬────────┘
         │      ┌─────────────────────────────┐
         ├──────│ 轻度脂肪肝患者可无任何临床症状 │
         │      └─────────────────────────────┘
         │      ┌─────────────────────────────┐
         ├──────│ 中度脂肪肝患者会有肝区不适    │
         │      └─────────────────────────────┘
         │      ┌─────────────────────────────┐
         └──────│ 重度脂肪肝患者症状较明显      │
                └─────────────────────────────┘
```

典型案例		左先生，因工作需要，经常在酒桌上应酬，后来发现食欲不好，并且肝区有疼痛感觉，到医院进行查体，发现患有中度脂肪肝
脂肪肝的临床表现	轻度脂肪肝患者可无任何临床症状	轻度脂肪肝患者可无任何临床症状，或者出现食欲不振、乏力等症状，此为肝病患者常常伴有的症状。患者若出现食欲不振、乏力、厌油、腹胀、肝区隐痛等，排除感冒、急性胃炎以及其他肝病，应怀疑患有脂肪肝的可能
	中度脂肪肝患者会有肝区不适	中度脂肪肝患者特别是病程较长者症状较明显。中度脂肪肝的临床表现为食欲不振、恶心、呕吐、体重减轻、疲乏感、食后腹胀，以及右上腹或上腹部有疼痛感，且在食后及运动时更为明显
	重度脂肪肝患者症状较为明显	重度脂肪肝除了伴有中度脂肪肝的表现外，还有以下表现：如肝脏肿大、出血倾向如鼻出血、黑粪等，急性脂肪肝可发生肝性脑病。体格检查：肥胖或消瘦，偶有黄疸，常见肝脏肿大、肝区疼痛及压痛，偶有脾脏肿大。如并发肝硬化者，可出现肝硬化的临床表现。重症脂肪肝患者可有腹水和下肢水肿，有低钠和低钾血症，还可以伴有多种维生素缺乏的症状，如周围神经炎、舌炎、口角炎、皮肤瘀斑、角化过度等
结语		脂肪肝的临床表现，因引起的原因不同而有差异。轻度脂肪肝患者可无任何临床症状，中度或重度脂肪肝患者特别是病程较长者症状较明显

37. 急性脂肪肝有哪些临床表现

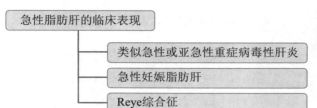

典型案例		周女士，既往体健，怀孕 30 周时突然出现恶心、呕吐等症状，继而出现腹痛及黄疸，黄疸进行性加重，迅速到医院进行诊治，发现是妊娠期急性脂肪肝
急性脂肪肝的临床表现	类似急性或亚急性重症病毒性肝炎	急性脂肪肝临床表现类似急性或亚急性重症病毒性肝炎，病理上多表现为小泡性脂肪肝，愈合后一般不会发展为慢性肝病。患者常有疲劳、恶心、呕吐和不同程度黄疸，甚至出现意识障碍和癫痫大发作。严重病例短期内迅速发生低血糖、肝性脑病、腹水、肾功能衰竭以及弥散性血管内凝血，最终可死于脑水肿和脑疝。当然，也有部分急性脂肪肝病例临床表现轻微，仅有一过性呕吐及肝功能损害的表现
	妊娠期急性脂肪肝	妊娠期急性脂肪肝是妊娠末期发生的以肝细胞脂肪浸润、肝功能衰竭和肝性脑病为特征的疾病。起病急骤，主要表现为乏力、厌食、恶心、呕吐、腹痛，有出血倾向，可迅速转入昏迷；可出现进行性黄疸加重；肝脏进行性缩小，腹水
	Reye 综合征	Reye 综合征也称为脑病合并内脏脂肪变性，是因多脏器脂肪浸润所引起的以脑水肿和肝功能障碍为表现的一组症候群。患儿发病前 2 周内常有呼吸道或消化道感染的前驱症状，如发热、流涕、咳嗽、呕吐、腹痛、腹泻等。在病程中突然出现剧烈的头痛、频繁呕吐及烦躁不安的表现，之后神经系统症状快速进展。肝功能异常而无黄疸，肝脏轻度–中度增大
结语		急性脂肪肝临床表现类似急性或亚急性重症病毒性肝炎，临床上常见于妊娠期急性脂肪肝、Reye 综合征以及四氯化碳中毒性脂肪肝

38. 重度脂肪肝有哪些临床表现

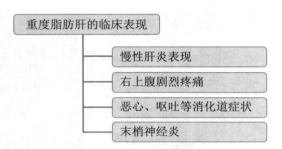

典型案例		常先生，饮酒史 40 年，血脂一直很高，并患有高血压、糖尿病，后来出现肝区疼痛，恶心、呕吐，到医院进行检查，发现患有重度脂肪肝
重度脂肪肝的临床表现	慢性肝炎表现	有类似慢性肝炎的表现，可有食欲不振、疲倦乏力、恶心、呕吐、体重减轻、肝区或右上腹隐痛等。肝脏轻度肿大，可有触痛，质地稍韧、边缘钝、表面光滑，少数患者可有脾肿大和肝掌。可有腹水和下肢水肿、电解质紊乱如低钠、低钾血症等
	右上腹剧烈疼痛	重度脂肪肝是指肝脏内已有严重的脂肪浸润，因而有明显的肝脏肿大及肝区疼痛，少数还伴有脾肿大。肝脏肿大使右上腹或腹上部有胀满感和疼痛。当肝内脂肪沉积过多时，可使肝被膜膨胀、肝韧带牵拉，而引起右上腹剧烈疼痛或压痛。若肝细胞脂肪堆积压迫肝窦或小胆管时，门静脉血流及胆汁排泄受阻，出现门静脉高压及胆汁淤积
	恶心、呕吐等消化道症状	明显疲乏感、食欲差、饭后腹胀、恶心、呕吐、肝区痛、右肩背疼痛发胀、头晕、脉搏缓慢、血压降低、口干、口苦、大便不规则，伴有便秘或便稀，也可以有腹水和下肢水肿等症状。其中，恶心与呕吐是重度脂肪肝常见的临床症状，上腹部的特殊不适感为重度脂肪肝主要症状表现
	末梢神经炎	重度脂肪肝患者常有舌炎、口角炎、皮肤瘀斑、四肢麻木、四肢感觉异常等末梢神经炎的改变。少数患者可有消化道出血、牙龈出血、鼻衄等
结语		重度脂肪肝患者有明显的肝脏肿大及肝区疼痛，少数可出现类似慢性肝炎的症状，还会出现恶心、呕吐等症状

39. 营养不良性脂肪肝有哪些临床表现

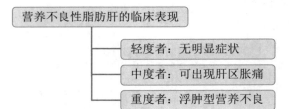

典型案例		李女士，为了爱美，经常减肥瘦身，过度节食，后来查体发现患有轻度脂肪肝，这种就属于营养不良性脂肪肝
营养不良性脂肪肝的临床表现	轻度者：无明显症状	有引起营养不良性脂肪肝的原因或病史者，如长时间的饥饿、人为地节食、厌食；断乳、营养不良的小儿或存在导致营养吸收不良的肠道疾病等。轻度营养不良性脂肪肝多见于过度节食的年轻女性，多无明显症状
	中度者：可出现肝区胀痛	中度营养不良性脂肪肝可出现肝区胀痛、乏力、恶心、腹胀、大便次数增多等类似慢性肝病的非特异性症状，少数患者可见食欲差、恶心、呕吐、腹泻、尿黄等症状，体检可见消瘦、体温较低甚至不升，肝脏较大，脾脏也偶可扪及，双下肢水肿，继发感染、低血糖反应等
	重度者：浮肿型营养不良	当膳食不能满足人体蛋白质、能量的需求时，则产生蛋白质-能量营养不良，营养不良性脂肪肝出现在以蛋白质缺乏为主的浮肿型营养不良，又称为恶性营养不良，多见于贫穷地区的 18 个月龄后儿童，也可见于吸收不良综合征、慢性感染与炎症性疾病、恶性肿瘤等。表现为发育迟缓，体重明显下降，皮下脂肪减少，肌肉萎缩，全身浮肿，肝脏肿大，呈大泡性肝脂肪变性和肝纤维化，一般没有肝硬化，血清白蛋白浓度明显降低，贫血（通常为缺铁性贫血）、电解质缺乏（尤其是钾和镁）
结语		营养不良性脂肪肝轻度者无明显症状、中度者可出现肝区胀痛、重度者浮肿型营养不良

40. 脑病合并肝脂肪变性综合征（Reye 综合征）有哪些临床表现

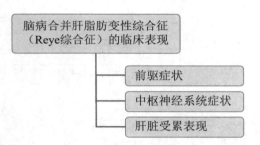

典型案例		患者，5 岁，平时活蹦乱跳，很健康，在一次感冒后，突然出现频繁呕吐、惊厥等颅高压症状，到医院进行检查，发现患有 Reye 综合征
脑病合并肝脂肪变性综合征（Reye 综合征）的临床表现	前驱症状	Reye 综合征是一种急性、一时性、可逆性和自限性疾病。基本病变是急性脑水肿和弥漫性肝脂肪浸润。多数患儿年龄在 4～12 岁之间，6 岁为发病高峰，农村较城市多见，患儿平素健康，大多有上呼吸道感染等病毒性前驱症状，如发热、流涕、咳嗽、呕吐、腹痛、腹泻等
	中枢神经系统症状	往往在前驱症状改善过程中突然出现频繁呕吐，其后病情迅速加重，出现反复惊厥和进行性意识障碍，常在数小时内进入昏睡、昏迷甚至深度昏迷，严重者呈去大脑强直。患者多有颅内压增高，若出现呼吸节律不规则或瞳孔不等大，要分别考虑并发枕骨大孔疝或天幕裂孔疝，若抢救不及时，患者会很快死亡，一般无神经系统定位体征，肝脏可有轻中度肿大，虽然肝功能显著异常但临床无明显黄疸表现
	肝脏受累表现	肝功能异常表现为转氨酶增高、高氨血症、高游离脂肪酸血症及凝血功能障碍，婴幼儿易有低血糖。脑脊液检查除压力增高外无其他异常。周围血白细胞反应性增高，分类计数以中性粒细胞占优势。病程有自限性，大多在起病后 3～5 天不再进展，并在 1 周内恢复。重症患儿易在病后 1～2 天内死亡，幸存者可能遗留各种神经后遗症，长时间持续昏迷者后遗症发生率高
结语		Reye 综合征常有病毒性前驱感染、发病时频繁呕吐和进行性意识障碍三大特点

41. 酒精性脂肪肝有哪些鉴别诊断及临床表现

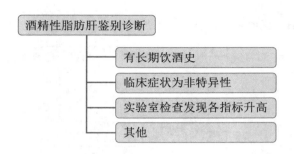

典型案例	患者，男，48 岁，彩超显示为中度非均匀性脂肪肝，身高 178cm，体重 94kg，肝功能生化检查发现转氨酶约 50U/L，正常 0～40U/L，血脂、血压、血糖正常，胆固醇略高，右上腹胀痛、食欲不振、乏力、体重减轻等。有长期饮酒史，诊断为酒精性脂肪肝	
酒精性脂肪肝鉴别诊断	有长期饮酒史	一般超过 5 年，折合乙醇量男性≥40g/d，女性≥20g/d，或 2 周内有大量饮酒史，折合乙醇量＞80g/d
	临床症状为非特异性	可无症状，或有右上腹胀痛、食欲不振、乏力、体重减轻、黄疸等症状。随着病情加重，可有精神症状和蜘蛛痣、肝掌等表现
	实验室检查发现各指标升高	血清谷草转氨酶（AST）、谷丙转氨酶（ALT）、γ-谷氨酰转肽酶（GGT）、总胆红素（TBIL）、凝血酶原时间（PT）、平均红细胞容积（MCV）和缺糖转铁蛋白（CDT）等指标升高
	其他	肝脏 B 超或 CT 检查有典型表现
酒精性脂肪肝临床表现	临床症状为非特异性，可无症状，或有右上腹胀痛、食欲不振、乏力、体重减轻等	
结语	酒精性脂肪肝是由于长期大量饮酒导致的肝脏疾病，是酒精性肝病中的一个分型。有长期饮酒史，一般超过 5 年，临床症状为非特异性	

42. 轻度脂肪肝有哪些临床表现

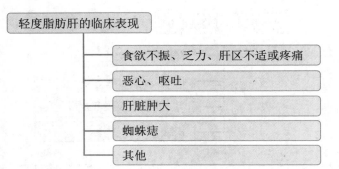

典型案例	患者，男，42 岁，临床症状为右上腹胀痛、食欲不振、乏力、体重减轻等。肝脏 B 超或 CT 检查有典型表现，为轻度脂肪肝	
轻度脂肪肝的临床表现	食欲不振、乏力、肝区不适或疼痛	患者若出现食欲不振、乏力、厌油、腹胀、肝区隐痛等，排除感冒、急性胃炎以及其他肝病，应怀疑患有脂肪肝的可能
	恶心、呕吐	轻度脂肪肝患者会出现恶心、呕吐等，脂肪肝若伴有肝功能损害，可伴恶心欲呕、厌油、上腹胀等症状
	肝脏肿大	轻度脂肪肝无肝脏肿大或有轻微肝脏肿大。触诊肝脏检查时其质地正常，或稍觉柔软，有时难以发现
	蜘蛛痣	蜘蛛痣在轻度脂肪肝中也可出现，但没有特异性，请注意鉴别是不是其他肝病引起的
	其他	维生素缺乏症、内分泌失调
结语	轻度脂肪肝的临床表现有食欲不振、乏力、肝区不适或疼痛、恶心、呕吐、肝脏肿大、蜘蛛痣等	

43. 中度脂肪肝有哪些临床特点

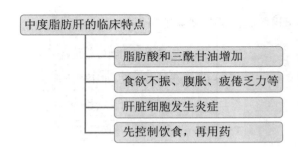

中度脂肪肝的临床特点
- 脂肪酸和三酰甘油增加
- 食欲不振、腹胀、疲倦乏力等
- 肝脏细胞发生炎症
- 先控制饮食，再用药

典型案例		患者，男，56岁，临床表现为食欲减退、消化不良、腹泻等消化道症状，大量脂肪长期浸润肝脏，使肝脏细胞发生慢性炎症，脂肪量为肝脏重的10%～25%，转氨酶、胆红素轻度或中度升高，伴有脂肪性肝炎，B超肝切面前半部回声粗而强，肝切面后半部回声明显减低，肝面光带降低
中度脂肪肝的临床特点	形成原因	肝内沉积脂肪的增加主要是脂肪酸和三酰甘油的增加，胆固醇、胆固醇酯及磷脂的增加较少
	主要症状	可有食欲不振、腹胀、疲倦乏力、发热、恶心、呕吐、体重减轻、右上腹压痛或叩击痛等症状。肝脏轻度肿大可有触痛，少数患者可有脾肿大和肝掌
	临床表现	可使肝脏细胞发生慢性炎症，一旦出现自觉症状，其肝脏已存在不同程度的炎症，坏死及纤维化
	治疗	把饮食控制放在首位，如果效果不明显，可选用保肝降酶药
结语		中度脂肪肝常有腹胀、乏力、右上腹压痛、发热、白细胞增多等症状。脂肪肝的症状不明显，日常生活中应多加留意，最好隔一段时间到医院体检一次，做到提早发现，提早治疗

44. 妊娠期急性脂肪肝有哪些临床特点

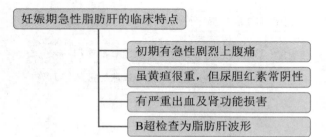

妊娠期急性脂肪肝的临床特点
- 初期有急性剧烈上腹痛
- 虽黄疸很重，但尿胆红素常阴性
- 有严重出血及肾功能损害
- B超检查为脂肪肝波形

典型案例		患者，女，28岁，妊娠37周，起病初期仅有持续性恶心、呕吐、乏力、上腹痛或头痛，数天至1周出现黄疸，且进行性加深，常无瘙痒。腹痛可局限于右上腹，也可呈弥散性。有高血压、蛋白尿、水肿。诊断为妊娠期急性脂肪肝
妊娠期急性脂肪肝的临床特点	临床症状	发病初期有急性剧烈上腹痛，淀粉酶增高，似急性胰腺炎
	体征	虽有黄疸很重，血清直接胆红素增高，但尿胆红素常阴性。国内报告此种现象也可见于急性重型肝炎，供参考
	实验室检查	常于肝功能衰竭出现前即有严重出血及肾功能损害，ALT升高，但麝浊常正常
	影像学检查	B超检查为脂肪肝波形，以助早期诊断，确诊靠病理检查。病理特点为肝小叶至中带细胞增大，细胞质中充满脂肪空泡，无大块肝细胞坏死
结语		妊娠期急性脂肪肝又称产科急性假性黄色肝萎缩，是妊娠晚期特有的致命性少见疾病。该病起病急骤，病情变化迅速，临床表现与急性重型肝炎相似

45. 肥胖症有哪些临床特点

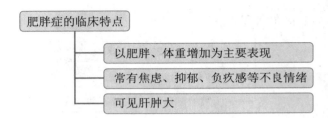

肥胖症的临床特点		
	以肥胖、体重增加为主要表现	
	常有焦虑、抑郁、负疚感等不良情绪	
	可见肝肿大	

典型案例		患者，女，49岁，Ⅰ度肥胖，有活动不便、气喘吁吁、肌肉疲乏、关节疼痛以及水肿等表现
肥胖症的临床特点	临床特征	肥胖症临床上以肥胖、体重增加为其主要表现。可见于任何年龄阶段，但多见于中年以上，尤以女性为多，60岁以上者较少见。男性患者脂肪分布以颈及躯干部为主，四肢较少，女性以腹部、四肢和臀部为主
	临床表现	肥胖者常有焦虑、抑郁、负疚感等不良心态，甚至对他人产生敌意
	体检	查体时可见肝肿大（因脂肪肝引起），空腹及餐后胰岛素分泌量及血浆浓度增高，糖耐量试验降低，总脂、胆固醇、三酰甘油及游离脂肪酸常增高，呈高脂蛋白血症
结语		肥胖是体内脂肪尤其是三酰甘油积聚过多而导致的一种状态。通常由于食物摄入过多或机体代谢的改变而导致体内脂肪积聚过多，造成体重过度增加，并引起人体病理生理的改变。需依具体情况展开治疗

46. 酒精性肝病有哪些临床表现

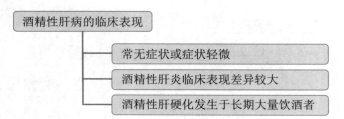

典型案例		患者，男，59岁，主要表现为食欲不振、乏力、恶心、呕吐。这是肝病患者经常会出现的症状
酒精性肝病的临床表现	一般情况	常无症状或症状轻微，可有乏力、食欲不振、右上腹隐痛或不适。肝脏有不同程度的肿大。患者有长期饮酒史
	酒精性肝炎临床表现差异较大	与组织学损害程度相关。常发生在近期（数周至数月）大量饮酒后，出现全身不适、食欲不振、恶心、呕吐、乏力、肝区疼痛等症状。可有发热（一般为低热），常有黄疸，肝肿大并有触痛。严重者可并发急性肝功能衰竭
	酒精性肝硬化发生于长期大量饮酒者	酒精性肝硬化临床表现与其他原因引起的肝硬化相似，以门静脉高压为主要表现。可伴有慢性酒精中毒的其他表现如神经精神症状、慢性胰腺炎等
结语		酒精性肝病的临床表现因患者的饮酒的方式、个体对乙醇的敏感性以及肝组织损伤的严重程度不同而有明显的差异。症状一般与饮酒的量和酗酒的时间长短有关，患者可在长时间内没有任何肝脏的症状和体征

47. 高脂血症有哪些临床表现

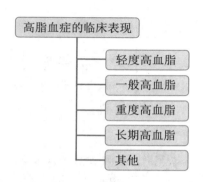

典型案例		患者，男，45 岁，初无明显症状，后感觉头晕、神疲乏力、失眠健忘、肢体麻木、胸闷、心悸等，在体检化验血液时发现高脂血症
高脂血症的临床表现	轻度高血脂	通常没有任何不舒服的感觉，但定期检查血脂至关重要
	一般高血脂	头晕、神疲乏力、失眠健忘、肢体麻木、胸闷、心悸等
	重度高血脂	头晕目眩、头痛、胸闷、气短、心慌、胸痛、乏力、口角歪斜、不能说话、肢体麻木等，最终会导致冠心病、脑中风等严重疾病，并出现相应表现
	长期高血脂	脂质在血管内皮沉积所引起的动脉粥样硬化，会引起冠心病和周围动脉疾病等
	其他	还可出现角膜弓和脂血症眼底改变
结语		脂肪代谢或运转异常使血浆一种或多种脂质高于正常称为高脂血症。高脂血症是一种全身性疾病，指血中总胆固醇（TC）和（或）三酰甘油（TG）过高或高密度脂蛋白胆固醇（HDL-C）过低，现代医学称之为血脂异常

48. 原发性肝脂肪肉瘤有哪些临床表现

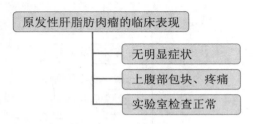

典型案例		邓先生平时不爱喝酒，生活比较规律，血脂也不高，后来发现右上腹隆起一包块，临床上没有任何症状，没引起注意，后来出现疼痛，到医院进行检查，发现是肝脂肪肉瘤
原发性肝脂肪肉瘤的临床表现	无明显症状	原发性肝脂肪肉瘤与其他部位脂肪肉瘤的病理形态有很大的相似性。瘤体呈椭球形或不规则形，质软，体积往往至较大时才被发现，瘤体切面呈灰黄色或灰白色，常见坏死区域，坏死区易软化、易碎。原发性肝脂肪肉瘤发病初期无明显症状，随着体积增大，可有非特异性症状
	上腹部包块、疼痛	随着肿瘤的增大，患者出现右上腹钝痛或隐痛，常向右肩部放射。疼痛是由于肿瘤膨胀性生长牵拉肝包膜所致。常有食欲减退、消瘦、乏力，偶有顽固性呃逆。原发性肝脂肪肉瘤与肝脏其他恶性肿瘤不同的是，患者一般无黄疸表现。体检中发现患者右肋部膨胀饱满，肝脏体积增大明显，质地较软，边缘钝厚，表面光滑，无触痛或叩痛，可见肝掌、蜘蛛痣
	实验室检查正常	原发性肝脂肪肉瘤的肝功能受损害表现出现晚，酶学检查和甲胎蛋白、癌胚抗原等肿瘤标志物阴性。本病的影像学表现颇具特征性：①B超检查可见肝内巨大而均匀的强回声区；②CT表现为边缘清晰的低密度区，CT值小，可达-90Hu以上，是肝内肿瘤CT值最低的，注射造影剂后无增强反应；③MRI T_1、T_2加权图像呈高信号区，在影像学检查方面肝脂肪肉瘤与肝脂肪瘤难以区分
结语		原发性肝脂肪肉瘤为罕见的肝脏肉瘤之一，临床上常无明显症状，往往在病灶较大因发现上腹部包块而就诊。实验室检查（包括甲胎蛋白）多正常

49. 肥胖性脂肪肝有哪些临床特点

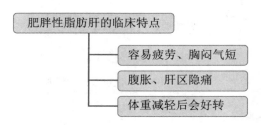

典型案例	刘先生体态较胖，体重达 110kg，总是出现腹胀，到医院检查发现患有脂肪肝。后来通过合理控制饮食，加强体育锻炼，减肥成功，脂肪肝得到缓解

肥胖性脂肪肝的临床特点	容易疲劳、胸闷气短	若体重超过标准的 20% 及以上者，即为肥胖。肥胖性脂肪肝以腹型肥胖多见，肥胖者大多有过量食用高糖饮食的习惯，大量糖质进入肝脏，超过了肝脏转化成糖原的能力，多余的糖就转化为脂肪酸，在肝脏堆积形成脂肪肝。由于肥胖活动迟缓、受限，容易疲劳，活动量稍增加会感到胸闷气短、心悸头晕，还可伴发高血压、高血脂、冠心病、糖尿病、痛风等疾病而有相应的临床表现
	腹胀、肝区隐痛	随着脂肪在肝脏内的堆积，肝病症状进一步明显，腹胀、肝区隐痛、食欲下降、恶心、呕吐、尿黄等，还可出现肝脾肿大、巩膜黄染等，如发展成肝硬化则可出现腹水、浮肿等，甚至病情恶化引起消化道出血、腹腔感染、肝肾综合征等，少部分患者形成肝癌甚至死亡
	体重减轻后会好转	肝内脂肪堆积的程度与体重成正比。30%～50%的肥胖症合并脂肪肝，重度肥胖者脂肪肝病变率高达 61%～94%。肥胖者体重得到控制后，其脂肪浸润亦减少或消失。这类脂肪肝的治疗应以调整饮食为主，基本原则为"一适两低"，即适量蛋白、低糖和低脂肪，平时饮食注意清淡，不可过饱，食用适量新鲜蔬菜和瓜果，限制热量的摄入。同时要加强锻炼，积极减肥，只要体重下降，肝内脂肪浸润即明显好转

结语	肥胖性脂肪肝患者容易疲劳、胸闷气短、腹胀、肝区隐痛，但是经过饮食控制及锻炼，体重减轻后脂肪肝会好转

50. 非酒精性脂肪性肝炎有哪些症状

```
┌─────────────────────────┐
│   非酒精性脂肪性肝炎的症状   │
└─────────────────────────┘
         │
         ├──────┌──────────────┐
         │      │  大多数患者无症状  │
         │      └──────────────┘
         └──────┌──────────────┐
                │  部分患者症状明显  │
                └──────────────┘
```

典型案例		梦女士平时不饮酒，饮食也很注意，体态稍胖，后来到医院查体发现患有非酒精性脂肪性肝炎，没有任何临床症状，医生建议她适当减肥
非酒精性脂肪性肝炎的症状	大多数患者无症状	非酒精性脂肪性肝炎是一种与酒精性肝炎相类似但无饮酒史或每周饮酒量小于40g的病理学状态，并需排除病毒性肝炎。近来由于肥胖、糖尿病和高脂血症的高发，非酒精性脂肪性肝炎的检出率相继增多。临床表现多样，绝大多数患者无任何症状，多因常规实验室检查或肝脏超声检查而发现。有些轻度患者会出现一些轻微的消化道表现，如食欲减退、恶心、呕吐、腹胀等，患者常会误认为可能是消化不良而被忽略
	部分患者症状明显	有些患者表现为乏力、厌食、右上腹不适、肝肿大、脾肿大，而门静脉高压的体征相对少见。中度患者有类似慢性肝炎的表现，可有食欲不振、疲倦乏力、恶心、呕吐、体重减轻、肝区疼痛或右上腹隐痛等。肝脏轻度肿大可有触痛，质地稍韧、边缘钝、表面光滑，少数患者可有脾肿大和肝掌。当肝内脂肪沉积过多时，可使肝被膜膨胀、肝韧带牵拉，而引起右上腹剧烈疼痛或压痛等症状，易误诊为急腹症而做剖腹手术。重度患者有腹水和下肢水肿、电解质紊乱，如低钠、低钾血症等
结语		非酒精性脂肪性肝炎大多数患者无症状，部分患者可出现乏力、厌食、右上腹不适、肝肿大等症状和体征

51. 酒精性肝炎有哪些临床表现

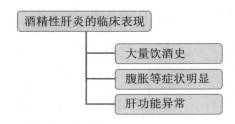

典型案例		龚先生，每天无酒不欢，后来出现腹胀、乏力、食欲不振，到医院化验肝功能时发现，多项指标不正常，超声提示回声不均、增强、增粗，诊断为酒精性肝炎
酒精性肝炎的临床表现	大量饮酒史	酒精性肝炎是由于长期大量饮酒导致的肝脏疾病，严重酗酒时可诱发广泛性肝细胞坏死甚至肝衰竭。典型的发病年龄集中在 40～60 岁。男性多于女性。酒精性肝炎发病前往往有近期内较集中地大量饮酒史。有研究对 1604 例接受肝脏穿刺活体组织检查的酗酒患者进行统计，发现酒精性肝炎的患病率约为 20%
	腹胀等症状明显	有明显的腹胀、全身疲乏无力、食欲不振、腹泻、恶心、呕吐、腹痛、体重减轻，部分患者有发热、白细胞增多（主要是中性粒细胞增多），酷似细菌性感染。体征以黄疸、肝肿大和压痛为特点，少数有脾脏肿大、面色灰暗、腹水、浮肿、蜘蛛痣等。有肝功能不全时腹水明显，有的出现精神症状。重度酒精性肝炎是指酒精性肝炎患者出现肝衰竭的表现，如凝血机制障碍、黄疸、肝性脑病、急性肾衰竭、上消化道出血等，常伴有内毒素血症
	肝功能异常	酒精性肝炎也是酒精性肝病的一个临床分型，是短期内肝细胞大量坏死引起的一组临床病理综合征，可发生在有或无肝硬化的基础上，实验室检查项目主要表现为血清 ALT、AST 升高和血清总胆红素明显增高，AST 常＞2 倍正常值上限，但很少＞300U/ml。而血清 ALT 较低，AST/ALT 通常＞2，血清总胆红素和国际标准化比值升高，中性粒细胞增多和凝血酶原活动度下降
结语		酒精性肝炎的临床表现有：发病前有长期大量饮酒史，明显的腹胀、乏力等不适症状，肝功能异常

52. 儿童性非酒精性脂肪肝有哪些临床表现

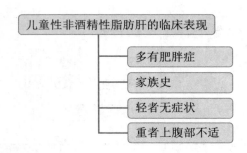

儿童性非酒精性脂肪肝的临床表现
- 多有肥胖症
- 家族史
- 轻者无症状
- 重者上腹部不适

典型案例	明明是一名小学生，平时爱吃肯德基、麦当劳、德克士等快餐，还爱吃奶油、巧克力、蛋糕等甜品，结果刚 11 岁，体重就达 70kg，后来查体发现患有脂肪肝	
儿童性非酒精性脂肪肝的临床表现	多有肥胖症	儿童性非酒精性脂肪肝多发生于肥胖儿童，现如今由于家长的溺爱，儿童不受约束尽情吃碳酸饮料、快餐的现象十分普遍，导致很多儿童肥胖等情况的发生。儿童饮食不节制，营养过剩、体重超标、过度肥胖是脂肪肝的主要原因
	家族史	家族中常有冠心病、糖尿病、高脂血症史。这些疾病通常会有一定的遗传性，如果父母患有以上疾病，子女需要采取措施进行预防
	轻者无症状	儿童性非酒精性脂肪肝多无症状，部分有轻度肝肿大。实验室检查最常见的异常检测结果包括 ALT 和 AST 升高，通常为正常值上限的 1～4 倍，绝大多数儿童性非酒精性脂肪肝炎患者 AST/ALT＜1，当肝细胞损害严重程度增加时，该比值可能会升高
	重者上腹部不适	临床可表现为上腹部疼痛、恶心、乏力、肝脾肿大、皮肤条纹、蜘蛛痣等，血清转氨酶、胆固醇和三酰甘油升高，肝活检提示大泡性肝硬化，不同程度的肝纤维化、肝硬化等。典型脂肪肝声像图为：①肝区近场弥散性回声增强，回声强度高于脾脏和肾脏，少数表现为灶性高回声；②远场回声衰减，光点稀疏；③肝内管道结构显示不清
结语	儿童性非酒精性脂肪肝患者多有肥胖症，或者家族中有冠心病、糖尿病、高脂血症史，多数患者并无肝病相关症状，常因血清转氨酶升高或肝脏肿大而就医	

病 因 篇

53. 脂肪肝的常见病因有哪些

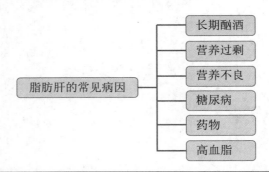

典型案例	王女士为了减肥，长期节食、素食，后来出现厌食，到医院进行检查，发现她由于长期营养不良，吸收不好，患有轻度脂肪肝	
脂肪肝的常见病因	长期酗酒	酒精是损害肝脏的第一杀手，酒精进入人体后，主要在肝脏进行分解代谢，酒精对肝细胞的毒性使肝细胞对脂肪酸的分解和代谢发生障碍，引起肝内脂肪沉积造成脂肪肝。饮酒越多，脂肪肝越严重
	营养过剩	长期摄入过多的动物脂肪、植物油、蛋白质和碳水化合物，过剩的营养物质便转化为脂肪储存起来，导致肥胖、高血脂和脂肪肝。我国肥胖者已超过 7000 万人，城市的中小学生中肥胖者超过 20%
	营养不良	长期营养不良，缺少某些蛋白质和维生素，也可引起营养不良性脂肪肝。这时脂肪动员增加，大量脂肪酸从脂肪组织释放进入肝脏，使肝内脂肪堆积，形成脂肪肝。如有人因患有慢性肠道疾病，造成低蛋白血症，缺乏驱脂物质
	糖尿病	糖尿病患者由于胰岛素不足，机体对葡萄糖的利用减少，为了补充能量，体内游离脂肪酸显著增加，这些脂肪酸不能被充分利用，使肝脏的脂肪合成亢进，从而引起脂肪肝。2 型糖尿病患者的脂肪肝发病率为 40%～50%
	药物	药物性肝损伤占成人肝炎的 10%，有数十种药物与脂肪肝有关，它们抑制脂肪酸的氧化，引起脂蛋白合成障碍，减少脂蛋白从肝内释放，从而使脂肪在肝内积聚
	高血脂	高胆固醇血症与脂肪肝关系密切，其中以高三酰甘油与脂肪肝关系最为密切，绝大多数常伴有肥胖、糖尿病和酒精中毒
结语	脂肪肝的常见病因包括长期酗酒、营养过剩、营养不良、糖尿病、药物、高血脂等	

54. 脂肪肝的发病机制是什么

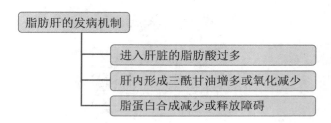

典型案例		赵先生因工作需要，经常应酬饭局，高脂饮食，喝酒也比较多，活动又少，体态较胖，到医院查体，发现患有重度脂肪肝。医生建议他尽量少喝酒和少吃高脂饮食
脂肪肝的发病机制	进入肝脏的脂肪酸过多	摄入碳水化合物太少或代谢障碍、利用不良，皮质激素分泌增加和交感神经活动增强，从脂库中动员的脂肪酸增多，大量进入肝脏，超出它的处理能力，促使脂肪肝的形成
	肝内形成三酰甘油增多或氧化减少	长期摄入过多的动物脂肪、植物油、蛋白质和碳水化合物，过剩的营养物质便转化为脂肪储存起来。糖类摄取过量，在代谢过程形成 α-磷酸甘油和乙酰辅酶 A 增多，为大量合成三酰甘油提供了原料，肝内脂肪酸氧化减少或酯化作用增强，都直接或间接地使肝内三酰甘油增多
	脂蛋白合成减少或释放障碍	三酰甘油主要是与载脂蛋白结合以脂蛋白形式输送至血流。肝细胞合成载脂蛋白需要 ATP 和多核糖体。由于肝细胞粗面内质网损伤，ATP 水平下降，载脂蛋白合成减少；磷脂是合成脂蛋白的原料，缺乏必需脂肪酸和胆碱，使肝内磷脂合成减少，影响脂蛋白的合成；肝细胞功能减退。引起三酰甘油与载脂蛋白结合发生障碍；脂蛋白合成减少，三酰甘油不能有效地输出，而在肝中蓄积
结语		引起脂肪肝的原因很多，不同病因引起的脂肪肝机制各异，主要包括进入肝脏的脂肪酸过多、肝内形成三酰甘油增多或氧化减少、脂蛋白合成减少或释放障碍

55. 营养不良的临床分型有哪些

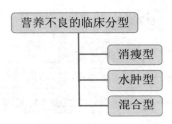

典型案例		崔女士曾经非常胖，体重指数严重超过正常水平，后来做了空肠回肠旁路手术，通过减少小肠的吸收面积来控制肥胖，做完手术后半年，体重降下了，但是查体发现患有脂肪肝，并且出现消瘦、脱水现象，医生推断她是由于长期营养不良导致的脂肪肝，建议她多摄入蛋白质
营养不良的临床分型	消瘦型	消瘦型又称营养不良性消瘦，主要因能量严重不足所致，体重下降为其特征。脱水、酸中毒以及电解质紊乱常是致死原因。尸检可见全身组织器官萎缩，但常无水肿及脂肪肝
	水肿型	水肿型又称恶性营养不良，多为蛋白质严重摄入不足所致，以全身水肿和生长发育迟缓为特征。主要见于非洲和南亚以淀粉类食物如白薯为主食的儿童，可出现肝细胞大泡性脂肪变性和纤维化，但不会进展为肝硬化
	混合型	混合型即蛋白质和热量均缺乏的营养不良患者，也可发生大泡性脂肪肝。营养不良性消瘦和恶性营养不良患者，也可发生大泡性脂肪肝。营养不良性消瘦和恶性营养不良之比约为 9:2，不过单纯性蛋白质或能量缺乏的营养不良均少见，多表现为两者同时缺乏，即呈现混合型蛋白质能量缺乏，病理上可出现程度不等的脂肪肝。因此，营养不良性脂肪肝主要与饮食中蛋白质摄入量不足有关。此外，摄入氨基酸不平衡，如缺乏合成载脂蛋白所必需的氨基酸，如精氨酸、亮氨酸、异亮氨酸等，也可诱发肝细胞脂肪变性
结语		根据临床表现，可将营养不良分为消瘦型、水肿型和混合型三种类型

56. 营养不良也会诱发脂肪肝吗

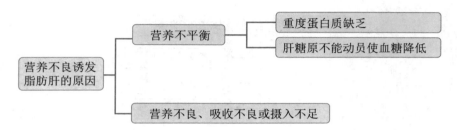

典型案例	李女士为了减肥，长期节食、素食，热量供应不足，身材消瘦，后来发觉厌食，到医院就诊，发现患有脂肪肝、低蛋白血症	
营养不良诱发脂肪肝的原因	营养不平衡	①重度蛋白质缺乏主要指蛋白质、热量不足的营养不良，多见于断乳营养不良的小儿。营养不良性脂肪肝的发病机制主要为重度蛋白质缺乏、白蛋白合成率降低、脂蛋白合成障碍，因而三酰甘油从肝脏释放受阻。②由于肝糖原不能动员而使血糖降低，低血糖可刺激周围脂肪组织释放大量的脂肪酸，使血浆脂肪酸含量增加，进入肝脏的脂肪酸亦增多，从而引起肝脏脂肪沉积，导致脂肪肝。患者可出现肝肿大及重度营养不良的表现。肝脏脂肪沉积最初见于肝小叶周围，迅速发展到肝小叶其他部位。如早期发现，及时补充蛋白质饮食，沉积肝内的脂肪先从肝小叶中央消失，以后才从肝小叶周边消失
	营养不良、吸收不良或摄入不足	吸收不良多见于严重慢性炎性肠病，如溃疡性结肠炎、克罗恩病等。由于营养成分吸收不良，合成 Apo–B 及磷脂的成分缺乏，致脂蛋白生成不足，三酰甘油不能适时转运沉积于肝内。长期厌食，摄入的热量不能满足基础代谢的需要，糖皮质类固醇分泌增多，交感神经活动增强，贮存脂肪动员增加，大量脂肪酸释放至血液中，被肝脏摄取，酯化为三酰甘油，超过脂蛋白的转运能力沉积于肝内
结语	营养不良性脂肪肝主要是由于蛋白质摄入不足，糖类摄入过量，造成肝脏蛋白质合成障碍而引起的	

57. 为什么机关职员比工人更易患脂肪肝

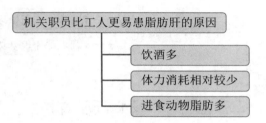

典型案例		付先生，32 岁，是一名公务员，平时主要是坐着工作，应酬饭局多，经常喝酒及高脂饮食，单位查体，发现脂肪肝
机关职员比工人更易患脂肪肝的原因	饮酒多	脂肪肝是一种常见的肝脏疾病，男性发病多于女性。有调查发现，机关职员发病高达 20.85%，显著高于一般工作人员和工人。原因之一是机关人员经常出去应酬，喝酒较多。少量饮酒对身体有益，长期酗酒使饮食减少，体内脂肪分解减慢，造成脂肪在肝内沉积
	体力消耗相对较少	原因之二是机关人员体力消耗相对工人来说较少。工人由于生活水平相对较低，体力消耗较多，脂肪肝的发病率较低。在肥胖病的形成原因中，活动过少比摄食过多更为重要。因此，为了健康的需要，应根据自身情况，坚持参加中等运动量的锻炼，并持之以恒。避免养成久坐少动的习惯
	进食动物脂肪多	原因之三是机关人员生活水平相对较好，进食动物脂肪较多，导致肥胖及高脂血症。应调整膳食结构，坚持以植物性食物为主，动物性食物为辅，从而防止热量过剩。为预防脂肪肝，应开展健康教育，以增强自我保健意识，提倡合理饮食、不宜过多食用动物脂肪。加强体育锻炼，可消耗体内脂肪，维持理想体重。除以上预防措施外，提倡戒酒非常重要
结语		机关职员比工人更易患脂肪肝的原因主要是机关人员生活水平相对较高，进食动物脂肪多，饮酒多，而体力消耗相对较少

58. 哪些生活习惯易患脂肪肝

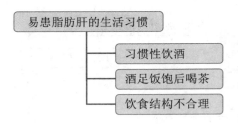

典型案例		马先生平时爱喝酒，经常吃一些动物脂肪类食物，他还有个习惯就是饭后喝茶，体检发现患有脂肪肝，这与他不良生活习惯有关
易患脂肪肝的生活习惯	习惯性饮酒	90%～95%的酒精都是通过肝脏代谢的，一般是每千克体重每小时代谢60～200mg酒精，需要3～10个小时体内才能清除掉所有的酒精。经常饮酒，肝脏负担太重，即使每日饮酒不超过限量，也会危害身体特别是肝脏。因此饮酒不仅要少饮，还要稀饮。饮酒量（多少及频率）决定肝损伤程度。女性比男性更易受到损害
	酒足饭饱后喝茶	人们经常在酒足饭饱后要喝杯茶，这很不利于脂肪肝的预防。吃荤之后不要立即喝茶。茶叶中含有大量鞣酸能与蛋白质合成具有吸敛性的鞣酸蛋白质，这种蛋白质能使肠道蠕动减慢，容易造成便秘，增加了有毒物质对肝脏的毒害作用，从而引起脂肪肝
	饮食结构不合理	饮食定时定量，尤其要控制晚餐摄入量，以占一日总量的30%为宜；营养要均衡，食物安排要多样化最好以谷类为主；多吃蔬菜、水果、奶制品、豆制品；常吃适量的鱼、禽、蛋、瘦肉，少食肥肉和动物脂肪。进食量与体力活动要平衡，保持大便通畅，保持合适的体重；饭后不要马上休息或睡觉，尤其是晚饭后，坚持体力劳动和合理运动，增加肝内脂肪的分解和消耗，脂肪含量下降，有利于脂肪肝的逆转，改善肝功能；如果血脂、血糖升高，要用药物控制高血脂、糖尿病
结语		易患脂肪肝的生活习惯主要包括习惯性饮酒、酒足饭饱后喝茶、饮食结构不合理

59. 小儿脂肪肝常见的病因有哪些

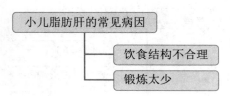

典型案例	尹航，是一名小学 4 年级的学生，平时特别挑食，爱吃肉，蔬菜吃得很少，并且爱吃肯德基、麦当劳等快餐食品，体重指数严重高于正常值，并且小小年纪就患上了脂肪肝	
小儿脂肪肝的常见病因	饮食结构不合理	小儿脂肪肝最常见的病因是饮食结构不合理：高脂饮食或长期大量吃糖、淀粉等碳水化合物，使摄入的能量远多于消耗的能量，多余的能量便转化为脂肪贮存于体内。蛋白质摄入不足和饮食内缺乏 B 族维生素，尤其是维生素 B_1 缺乏，会使肝脏内的脂肪代谢发生障碍，脂肪积聚于肝脏从而形成脂肪肝。小儿脂肪肝一般属于轻度脂肪肝，不需要特别的治疗，通过合理地调整饮食，即可使脂肪肝得以逆转。单纯性肥胖症合并脂肪肝的治疗多采用非药物疗法，根据具体情况制定个体化的综合治疗方案，最主要的方法是调整生活方式。要控制患儿的饮食量，限制脂肪性饮食，适当供给高蛋白食物；服用多种维生素和微量元素
	锻炼太少	活动太少也是小儿脂肪肝的常见原因。平时体育锻炼少，能量消耗较少，导致脂肪堆积，肥胖。因此，患儿应该经常参加体育锻炼，如跑步、游泳、打球等。对于通过生活方式治疗仍不能控制病情的患者，在专家指导下可以合理选择药物治疗
结语	小儿脂肪肝最常见的原因是饮食不合理，爱吃高脂、高能、高热的食物，另一个原因就是运动太少	

60. Reye 综合征的病因有哪些

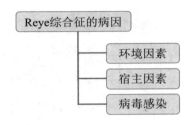

		张女士的孩子刚刚 1 岁，感冒好了后突然出现高热、惊厥、呕吐、腹泻，到医院就诊，抽血发现白细胞升高，肝功能异常，影像学检查发现脂肪肝、脑水肿，诊断为 Reye 综合征
典型案例		张女士的孩子刚刚 1 岁，感冒好了后突然出现高热、惊厥、呕吐、腹泻，到医院就诊，抽血发现白细胞升高，肝功能异常，影像学检查发现脂肪肝、脑水肿，诊断为 Reye 综合征
Reye 综合征的病因	环境因素	Reye 综合征是 1963 年由 Reye 等首先报告。本病患者可出现急性弥漫性脑水肿和以肝脏为主的内脏脂肪变性的病理特征。基本病理生理特点是广泛的急性线粒体功能障碍。引起此种障碍的原因大致可归纳如下。环境因素包括毒素（樟脑、甲基溴化物等）和药品（有机磷和有机氯等杀虫剂、去垢剂、乳化剂和酚噻嗪类止吐剂等）
	宿主因素	尽管有人认为本病可能与超敏或变态反应有关，或有细胞免疫和体液免疫的缺陷或异常，少数先天性代谢缺陷（鸟氨酸氨甲酰转移酶缺乏症等）也可见本病。但至今尚未发现与本病有关的确切免疫学与遗传学证据
	病毒感染	由于本病发病前多有呼吸道或胃肠道前驱症状，故认为其与病毒感染有关。已知下列病毒感染后可发生本病：流感 A 型和流感 B 型病毒、水痘病毒、带状疱疹病毒、3 型腺病毒、柯萨奇 A 型和 B 型病毒、EB 病毒、埃可病毒 8、埃可病毒 11、副流感病毒、脊髓灰质炎病毒、流行性腮腺炎病毒、风疹病毒、麻疹病毒和呼吸道合胞病毒等，但至今尚未证实本病由病毒直接感染引起。不少学者发现本病与细菌感染亦相关，如本病可见于百日咳、化脓性脑膜炎以及铜绿假单胞菌、弗氏痢疾杆菌、沙门菌和流感杆菌等感染后。动物实验中以弗氏痢疾杆菌内毒素多见
结语		Reye 综合征的病因主要包括环境因素、宿主因素以及病毒感染

61. 急性重症脂肪肝的病因有哪些

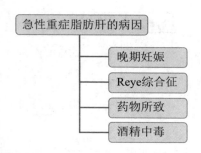

典型案例		患者，32 岁，怀孕 30 周，突然出现恶心、呕吐、乏力、上腹痛，并且出现黄疸，黄疸进行性加深，到医院进行就诊，诊断为妊娠期急性脂肪肝
急性重症脂肪肝的病因	晚期妊娠	急性脂肪肝临床表现类似于急性或亚急性重症病毒性肝炎，轻的常有疲劳、恶心、呕吐和不同程度的黄疸，甚至出现意识障碍和癫痫大发作。严重的在短期内迅速发生肝性脑病、腹水、肾功能衰竭以及弥散性血管内凝血，最终可死于脑水肿。晚期妊娠可发生急性重症脂肪肝，该病起病急骤，病情变化迅速，临床表现与急性重型肝炎相似。妊娠引起的激素变化，使脂肪酸代谢发生障碍，致游离脂肪酸堆积
	Reye 综合征	是因多脏器脂肪浸润所引起的以脑水肿和肝功能障碍为表现的一组症候群。线粒体脂肪酸 β 氧化缺陷与 Reye 综合征的发生密切相关。正常情况下，线粒体脂肪酸 β 氧化是多种组织细胞的能量来源。当出现异常时导致脂代谢紊乱，血液中游离脂肪酸增多，内脏脂肪淤滞，出现 Reye 综合征的表现
	药物所致	有数十种药物与脂肪肝有关，如四环素、阿司匹林、糖皮质类固醇、合成雌激素、胺碘酮、某些抗肿瘤药等。这种病症主要见于四环素或丙戊酸钠中毒、应用某些核苷类似物或针对有丝分裂的抗肿瘤药物等
	酒精中毒	偶见于酒精中毒所致的泡沫样脂肪变性。过量饮酒引起重症脂肪肝主要是乙醇及其衍生物的代谢过程中直接或间接诱导的炎症反应，氧化应激、肠源性内毒素、炎症介质和营养失衡
结语		急性重症脂肪肝的病因主要包括晚期妊娠、Reye 综合征、药物所致及酒精中毒

62. 药物性脂肪肝是怎么产生的

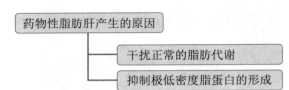

典型案例		杨女士体态消瘦，患有子宫内膜癌，术后进行化疗，每半年定期检查，结果发现患有脂肪肝。她很困惑，自己不胖，怎么会得脂肪肝呢？后来医生解释说一些药物可以干扰脂肪代谢
药物性脂肪肝产生的原因	干扰正常的脂肪代谢	某些无机或有机化合物如四氯化碳、三氯甲烷、黄磷、半乳糖胺、放线菌素等都可以引起脂肪肝，但发病机制各异。生长激素、肾上腺皮质激素、四环素、降脂药也可通过干扰脂蛋白的代谢而形成脂肪肝，有单个因素和联合因素。药物或化合物作用引起肝脏脂肪变性，干扰正常的脂肪代谢，使细胞合成脂质增加
	抑制极低密度脂蛋白的形成	抑制极低密度脂蛋白在肝细胞内形成和分泌，因而使脂肪堆积在肝细胞中。总之，使肝细胞脂质成分的合成和（或）摄入增加，或释放和代谢减低的机制，均能使脂肪在肝细胞内堆积。在肝细胞的形态上，药物性脂肪肝主要是大泡性脂肪肝，组织学所见为肝细胞内含单个、大的脂滴，将细胞核挤向周边，肝细胞的外观如同脂肪细胞样，如皮质激素引起的脂肪肝则具有上述特征。其发病机制主要是与肝脏释放脂质的功能障碍有关。此外，如别嘌呤醇、氟烷、异烟肼和甲基多巴等引起的肝脏炎症也均可出现大泡性脂肪变性。尚有一种类型是脂肪以小滴状分散在整个细胞中，细胞核仍位于细胞中央，细胞本身仍保持肝细胞的形态。此型常见于四环素、阿米庚酸、丙戊酸和苯基丙酸等所致的肝脏炎症
结语		药物性脂肪肝产生的原因主要是干扰正常的脂肪代谢，使细胞合成脂质增加，抑制极低密度脂蛋白的形成，使脂肪堆积

63. 妊娠期急性脂肪肝的诱因有哪些

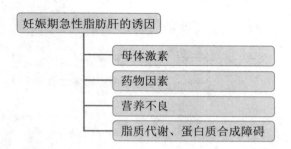

典型案例		患者，38 岁，属于高龄产妇，怀孕前期一直很好，32 周开始出现恶心、呕吐、乏力、上腹痛或头痛等症状，开始只是以为是妊娠反应，一周后出现黄疸，黄疸进行性加重，并且出现水肿，后来至医院就诊，诊断为妊娠期急性脂肪肝
妊娠期急性脂肪肝的诱因	母体激素	妊娠期急性脂肪肝多发生于年轻初产妇，发病时间集中于妊娠 28～40 周，平均 36 周，再发病例极少。既往统计显示，妊娠期急性脂肪肝的发病率为万分之一，母婴病死率高达 85%。近来发病率有升高趋势，母婴病死率则显著下降。妊娠期急性脂肪肝的病因尚未明确，可能与以下因素有关。其一是母体激素。妊娠引起的激素变化，使脂肪酸代谢发生障碍，导致游离脂肪酸堆积在肝细胞和肾、胰、脑等其他脏器造成多脏器损害
	药物因素	某些药物或化学毒物通过抑制蛋白质的合成而致脂肪肝，如四环素、肾上腺皮质激素、嘌呤霉素、环己胺依米丁以及砷、铅、银、汞等。降脂药也可通过干扰脂蛋白的代谢而形成脂肪肝
	营养不良	摄食不足或消化障碍，不能合成载脂蛋白，以致三酰甘油积存肝内，形成脂肪肝
	脂质代谢、蛋白质合成障碍	目前研究多集中在妊娠期急性脂肪肝与线粒体内脂肪酸 β 氧化障碍的关系上，高雌激素水平可抑制线粒体内脂肪酸 β 氧化致脂肪变性。另外，脂肪酸氧化过程中某些酶的缺陷如长链 3-羟酰基辅酶 A 脱氢酶缺陷，可导致肝脏发生小脂滴脂肪变性，引起妊娠期急性脂肪肝
结语		妊娠期急性脂肪肝的诱因包括母体激素、药物因素、营养不良、脂质代谢、蛋白质合成障碍等

64. 病毒性肝炎合并脂肪肝的原因有哪些

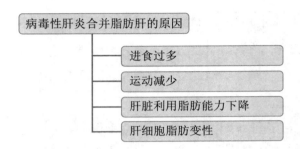

典型案例	胡先生患有乙型肝炎,医生让他早期卧床休息,症状明显减退后再逐步增加活动,休息期间,他每天补充的热量及蛋白质较多,超过身体代谢的需要,后来再次检查,发现患有脂肪肝	
病毒性肝炎合并脂肪肝的原因	进食过多	病毒性肝炎是由于多种肝炎病毒所引起的以肝细胞损害为主的一组传染病,包括甲、乙、丙、丁、戊型肝炎。病毒性肝炎患者在病程中,有些可合并脂肪肝,其原因主要是急性病毒性肝炎恢复期或慢性病毒性肝炎患者进食过多,导致每天摄入热量超过身体代谢的需要,进而转化为脂肪积存于全身,在肝脏中积存则表现为脂肪肝
	运动减少	病毒性肝炎患者早期治疗主要是强调多卧床休息,至症状明显减退,才能逐步增加活动,这样会导致患者活动量减少,能量消耗降低,体内脂肪堆积
	肝脏利用脂肪能力下降	病毒性肝炎患者肝脏利用脂肪的能力低下,同时驱脂因素缺乏而使脂肪外移减少,在体内脂肪轻度增加即可导致肝细胞脂肪变性。加之治疗肝炎时长期大量口服或静脉注射葡萄糖,采用高热量、高糖饮食以及过分限制体力活动,使短期内体重增加和发生脂肪肝,这种伴随体重过重和肥胖的脂肪肝常称肝炎后脂肪肝
	肝细胞脂肪变性	肝炎病毒尤其是丙型和丁型肝炎病毒可通过血液和肝脏脂质代谢,直接导致高脂血症和脂肪肝,后者病理上表现为明显的肝细胞脂肪变性和门管区为主的炎症浸润,63%～70%的慢性丙型肝炎患者病理上表现为肝细胞显著的脂肪变性和炎症
结语	病毒性肝炎合并脂肪肝的原因有进食过多、运动减少、肝脏利用脂肪能力下降、肝细胞脂肪变性等	

65. 青年女性患脂肪肝的原因有哪些

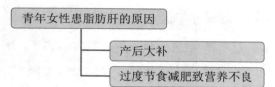

青年女性患脂肪肝的原因

产后大补

过度节食减肥致营养不良

典型案例		张女士半年前刚生完孩子，产褥期，为了让奶水充足，也为了恢复体力，每天吃的都特别丰盛，活动减少，体重增加，到医院查体，发现患有脂肪肝
青年女性患脂肪肝的原因	产后大补	据调查，在25～30岁的产后青年女性中，患脂肪肝的比例很高。这类女性患脂肪肝的病因大多是因为产后"大亏"需"大补"，但方式不当导致营养过剩，引起体内脂肪堆积，肝脏脂肪代谢紊乱
	过度节食减肥致营养不良	不要以为营养过剩、脂肪过多才会引起脂肪肝，营养不良也会患这种病。有些女性过度节食减肥或减肥过快造成营养不良而导致脂肪肝。过度减肥导致蛋白质不足，导致载脂蛋白也不足，使得蛋白质、氨基酸以及脂肪酸的代谢出现紊乱，肝细胞营养不良，脂肪变性，就会在肝细胞里出现一些脂肪泡，使肝脏肿大，继续发展可能出现肝纤维化、肝硬化。有研究发现，人体处于长期饥饿状态时，机体无法获得必需的葡萄糖及各种脂肪燃烧时所需要的氧化酶。为了弥补体内葡萄糖的不足，机体会将身体其他部位贮存的脂肪、蛋白质动用起来转化为葡萄糖，这些脂肪、蛋白质都将通过肝脏这一"中转站"转化为热量。于是大量脂肪酸进入肝脏，加之机体又缺少脂代谢时必要的酶类和维生素，导致脂肪在肝脏滞留，造成脂肪肝
结语		青年女性患脂肪肝的原因一方面是由于产后大补，导致营养过剩；另一方面是过度节食减肥导致营养不良

66. 肥胖之人为何多伴有脂肪肝

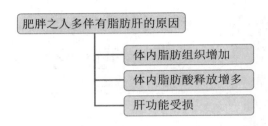

典型案例	白先生 3 年内体重增长了 30 斤，到医院进行查体，超声提示他有中度脂肪肝，抽血化验血脂，发现胆固醇和三酰甘油高，医生建议他控制饮食、增加活动量以达到减肥的目的

肥胖之人多伴有脂肪肝的原因	体内脂肪组织增加	长期摄入过多的动物脂肪、植物油、蛋白质和碳水化合物，过剩的营养物质便转化为脂肪储存起来，导致肥胖、高血脂和脂肪肝。肥胖之人之所以易得脂肪肝，是因为人一旦肥胖，体内脂肪组织增加，体内脂肪酸和游离脂肪酸的释放增多，成了机体的主要能量供应物质，而对葡萄糖的利用降低。血液中的游离脂肪酸大大增加，并不断运往肝脏
	体内脂肪酸释放增多	肥胖导致的高胰岛素血症，促进脂肪酸蓄积，最终造成中性脂肪在肝内沉积。健康的肝脏可以将脂肪与磷酸、胆碱结合，转变成磷脂，转运到体内其他部位；肥胖的人半数可有轻度脂肪肝，重度肥胖的人脂肪肝发生率可达 61%~80%
	肝功能受损	肝功能受损，代谢紊乱，一些原本应转化的物质反倒成了脂肪。肝细胞功能减退，引起三酰甘油与载脂蛋白结合发生障碍；脂蛋白合成减少，三酰甘油不能有效地输出，而在肝中蓄积。肝内脂肪的堆积与体重成正比，控制体重，脂肪肝的程度也减轻；反之，体重增加，脂肪肝也加重，这说明肥胖者的脂肪肝是体内总脂肪的一部分
结语		肥胖之人多伴有脂肪肝的主要原因是体内脂肪组织增加、体内脂肪酸释放增多、肝功能受损、代谢紊乱，导致脂肪堆积

67. 血脂高就会得脂肪肝吗

血脂高会得脂肪肝的原因

肝内形成三酰甘油增多或氧化减少

脂蛋白合成减少

典型案例	刘先生，50 岁，不抽烟不喝酒，身材也不胖，但血脂比较高，因无症状一直没有吃降脂药，后来到医院进行查体，发现患有脂肪肝	
血脂高会得脂肪肝的原因	肝内形成三酰甘油增多或氧化减少	血浆脂质中一种或多种成分的含量超过正常上限时称为高脂血症。由于血浆脂质为脂溶性，必须与蛋白质结合为水溶性复合物而转运全身，故高脂血症常表现为高脂蛋白血症。高脂血症的诊断主要依靠实验室检查，其中最重要的是测定胆固醇和三酰甘油。高脂血症一般无明显临床症状，有的可有头晕、乏力、心慌、胸闷、肢体麻木等，有的在眼睑、肌腱处出现黄色瘤。长期血脂过高，可进一步形成动脉粥样硬化、脂肪肝等一系列病变。脂肪肝是由于肝极低密度脂蛋白代谢障碍发生的继发性高三酰甘油血症，常出现Ⅳ型高脂蛋白血症。脂肪肝患者各型高脂血症均可见，关系最密切的为高三酰甘油血症，常伴随于肥胖和糖尿病。无肥胖和糖尿病的高胆固醇血症对脂肪肝形成的影响不如高三酰甘油血症明显。高脂、甜食及酒精可同时诱发高脂血症和脂肪肝
	脂蛋白合成减少	三酰甘油主要是与载脂蛋白结合以脂蛋白形式输送至血流。肝细胞合成载脂蛋白需要 ATP 和多核糖体。由于肝细胞粗面内质网损伤，ATP 水平下降，载脂蛋白合成减少；磷脂是合成脂蛋白的原料，缺乏必需脂肪酸和胆碱，使肝内磷脂的合成减少，影响脂蛋白的合成；肝细胞功能减退。引起三酰甘油与载脂蛋白结合发生障碍；脂蛋白合成减少，三酰甘油不能有效地输出
结语	血脂高会得脂肪肝的原因包括肝内形成三酰甘油增多或氧化减少、脂蛋白合成减少	

68. 吸烟会引起脂肪肝吗

```
吸烟引起脂肪肝的原因
        吸烟者血中碳氧血红蛋白浓度高
        含尼古丁和一氧化碳
```

典型案例	任先生平时特别爱抽烟，但是喝酒较少，查体发现患有脂肪肝，很困惑，认为抽烟与脂肪肝没有关系，后来医生解释，烟中含尼古丁，会影响肝脏代谢造成脂肪肝
吸烟引起脂肪肝的原因	吸烟者血中碳氧血红蛋白浓度高
	据流行病学调查发现，吸烟者的脂肪肝发生率要明显高于不吸烟者，提示吸烟与脂肪肝之间存在一定的关系，或者至少是吸烟在某种程度上可诱发脂肪肝的发生。研究发现，吸烟者血中碳氧血红蛋白浓度高达 10%～20%，不仅易引起机体缺氧、缺血，而且还可加重肝内微循环障碍，致使肝脏供血、供氧不足，引起肝脏功能下降。肝功能下降可引起脂肪在肝脏的沉积，引起脂肪肝，而脂肪肝是肝硬化的前期。吸烟不但可以引起肺癌，也会引起肝硬化和肝癌
	含尼古丁和一氧化碳
	香烟中含有的尼古丁和一氧化碳成分，均能刺激交感神经释放儿茶酚胺，使血浆游离脂肪酸水平升高，而游离脂肪酸又可被肝脏和脂肪组织摄取而合成三酰甘油。此外，儿茶酚胺也能促进脂质从脂肪组织中释放出来。由此可见，吸烟可造成血中三酰甘油水平的升高。更值得注意的是，长期被动吸烟的人血清胆固醇水平也可升高，而血清高密度脂蛋白胆固醇水平则会降低，这对脂肪肝的发生也有促进作用。因此，吸烟者建议戒烟，而不吸烟者最好不要长期处在吸烟的环境里
结语	吸烟引起脂肪肝的原因主要是吸烟者血中碳氧血红蛋白浓度高，香烟中含尼古丁和一氧化碳，可造成血中三酰甘油水平升高

69. 酒精性脂肪肝是如何形成的

酒精性脂肪肝的形成原因
- 酒精对肝脏有直接损害作用
- 诱导肝微粒体中细胞色素P450的活性

典型案例	赵先生，40 岁，因工作需要，经常与客户喝酒，工作没几年，肚子就凸出来了，单位查体，发现患有重度脂肪肝，医生建议他戒酒，不然脂肪肝会越来越重
酒精性脂肪肝的形成原因	**酒精对肝脏有直接损害作用** 酒精性脂肪肝是由于长期大量饮酒导致的肝脏疾病，是酒精性肝病中的一个分型。酒精性脂肪肝的发病与下列因素有关：酒精对肝脏有直接损害作用。大量饮酒使体内氧化磷酸化和脂肪酸 β 氧化受损，使血液和肝细胞内游离脂肪酸增加。大剂量酒精刺激肾上腺及垂体—肾上腺轴，从而增加脂肪组织分解率，源于此的脂肪酸又被肝脏摄取，使肝内三酰甘油合成率增加并堆积，又因极低密度脂蛋白因缺乏载脂蛋白出现分泌障碍而产生脂肪肝
	诱导肝微粒体中细胞色素 P450 的活性 长期饮酒可诱导肝微粒体中细胞色素 P450 的活性，导致富含三酰甘油的乳糜微粒及其大的残骸被肝细胞引入，肝细胞摄取脂肪增多，促进了脂肪肝形成。酒精是损害肝脏的第一杀手，酒精进入人体后，主要在肝脏进行分解代谢，酒精对肝细胞的毒性使肝细胞对脂肪酸的分解和代谢发生障碍，引起肝内脂肪沉积造成脂肪肝。饮酒越多，脂肪肝越重。酒精性肝病的组织学诊断可分为酒精性脂肪肝、酒精性肝炎、酒精性肝纤维化和酒精性肝硬化
结语	酒精进入人体，绝大部分经过肝脏代谢、分解，其中代谢产物乙醛对肝细胞造成损伤，造成脂肪酸的代谢功能障碍，导致脂肪在肝脏堆积

70. 脂肪肝患者运动时应注意哪些事项

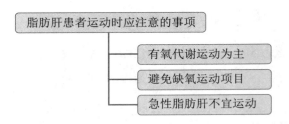

典型案例		曹先生患有乙型肝炎和脂肪肝，他认为多运动可以减轻脂肪肝，医生建议他定期检测肝功能，肝功能严重受损时建议他以休息为主
脂肪肝患者运动时应注意的事项	有氧代谢运动为主	运动在脂肪肝治疗中的作用和意义尚不完全为患者所了解，容易忽略甚至不敢运动锻炼；单靠饮食调理来降低体重和治疗脂肪肝，常难以坚持或效果不理想而告以失败。因此，针对脂肪肝的治疗，必须将运动疗法摆在重要位置，对于运动，要选择以有氧代谢为主的运动项目，如中快速度散步、慢跑、骑车、爬坡、呼啦圈、跳舞、广播体操等
	避免缺氧运动项目	避免缺氧运动项目，如足球、短跑等。运动量以中等强度为适宜，即运动时呼吸、心率增快，并感轻度疲劳，轻微出汗，但不应感到头昏、呼吸困难或呕吐等。在运动后疲劳感可很快消失，精力、体力和食欲均保持良好。运动时间每次不少于30 分钟，每周运动 3 次。运动治疗不可求之过急，应当遵循渐进原则，尤其是在运动量和运动时间的把握上，应逐渐递增
	急性脂肪肝不宜运动	在急性脂肪肝或脂肪性肝炎活动期，或伴有肝肾心功能不全等情况时，应适当控制和减少运动量，以休息为主。肝功能异常严重时，确实不宜运动，应先用药物保肝治疗，待肝功能恢复后再运动。根据身体状况和病情变化适当调整，以达到既发挥治疗作用又避免不良影响的良好效果
结语		急性脂肪肝或脂肪性肝炎活动期、肝肾心功能不全、肝功能明显异常者应控制运动，其他脂肪肝患者应进行适当的有氧运动，以有效防治脂肪肝

71. 脂肪肝的遗传性因素有哪些

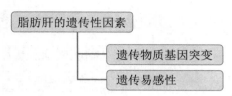

脂肪肝的遗传性因素
└─ 遗传物质基因突变
└─ 遗传易感性

典型案例	魏先生，32 岁，其父亲患有糖尿病，他现在年纪轻轻，发现血脂高，并且患有脂肪肝，医生告诉他这是由于遗传易感性，建议他平时注意饮食及增加运动来控制脂肪肝	
脂肪肝的遗传性因素	遗传物质基因突变	遗传性因素主要是通过遗传物质基因的突变或染色体的畸变直接致病的，在肝脏主要引起先天性代谢性肝病。其中肝豆状核变性、β-脂蛋白缺乏症、半乳糖血症、糖原贮积病、果糖耐受不良、高酪氨酸血症、沃尔曼病、结节性非化脓性脂膜炎和乙酰辅酶 A 脱氢酶缺乏、系统性肉毒碱缺乏症等遗传性疾病可引起大泡性脂肪肝。先天性尿素循环缺陷、遗传性线粒体脂肪酸氧化缺陷等则可引起小泡性脂肪肝
	遗传易感性	某些家庭中的人具有患某种疾病的素质，如肥胖、2 型糖尿病、原发性高脂血症等，此种现象称为遗传易感性，并且遗传易感性也决定着个体易于发生脂肪性肝病。嗜酒者酒精性肝病的发生也与遗传背景有一定关系。脂肪肝主要由微胖、糖尿病、高脂血症等多种原因引起的肝脏脂肪变性，而这些疾病通常有家族聚集现象，且有一定的遗传倾向性，医学上也称之为多基因遗传性疾病。明确地讲，脂肪肝本身没有遗传性，在脂肪肝的家族聚集性中，不健康的生活方式、不合理的饮食习惯、没有科学的体能锻炼等后天环境因素，是脂肪肝发生的重要因素。因此，改变不健康的生活方式和不科学的生活习惯，是预防和治疗脂肪肝的关键措施
结语	脂肪肝的遗传性因素主要是遗传物质基因突变或染色体畸变直接致病，另一方面是由于遗传易感性	

72. 老年脂肪肝形成的主要原因是什么

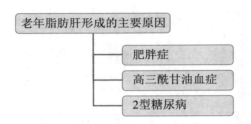

典型案例		屈阿姨，55 岁，体态稍胖，胆固醇及三酰甘油高，平时活动量较少，每年都要进行查体，结果今年发现患有脂肪肝，医生建议她降血脂
老年脂肪肝形成的主要原因	肥胖症	肥胖症可使游离脂肪酸增多，且大多伴有胰岛素抵抗，从而导致周围组织摄取和利用葡萄糖能力下降，过剩的葡萄糖不断刺激胰岛细胞分泌大量胰岛素，并促使肝脏以脂肪酸和葡萄糖为原料合成大量的三酰甘油，若超出了将其运输出肝的能力时，便会形成脂肪肝
	高三酰甘油血症	高胆固醇血症与脂肪肝关系密切，国内时有脂肪肝与血脂关系报道，其中均认为高三酰甘油与脂肪肝关系最为密切，绝大多数常伴有肥胖、糖尿病和酒精中毒。有学者认为，血三酰甘油水平增高常常是胰岛素抵抗的早期表现。原发性高脂血症可因肝细胞三酰甘油合成而增高，或低密度脂蛋白合成障碍，造成三酰甘油在肝内堆积，从而引起脂肪肝。非酒精性脂肪肝炎中有 20%～80%合并高脂血症
	2 型糖尿病	糖尿病患者由于胰岛素不足，机体对葡萄糖的利用减少，为了补充能量，体内游离脂肪酸显著增加，这些脂肪酸不能被充分利用，使肝脏的脂肪合成亢进，从而引起脂肪肝。2 型糖尿病患者的脂肪肝发病率为 40%～50%，且大多为中度以上，肥胖与慢性酒精性肝损伤均易并发糖尿病
结语		老年脂肪肝患者与营养不良、蛋白质缺乏无关，乙醇过量也不是主要原因，肥胖症、高三酰甘油血症、2 型糖尿病才是老年脂肪肝的主要病因

73. 中医怎样认识脂肪肝的病因机制

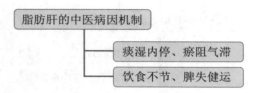

典型案例	潘先生，患有脂肪肝，中医认为他是由于饮食不节、脾失健运所引起的，建议他从饮食上注意营养适当，并保证合理的饮食结构
脂肪肝的中医病因机制	**痰湿内停、瘀阻气滞** 脂肪肝以右胁疼痛、不适、倦怠乏力等为主要临床特征，属中医"胁痛""痞满""瘀血""积聚""痰浊"等范畴。中医虽无脂肪肝的病名，但对其病因病机、症状表现很早就有论述。中医理论认为本病以痰湿内停、瘀阻气滞为主要病机。多因饮食失调、肝气郁结、湿热蕴结、中毒所伤等致病，引起肝失疏泄、脾失健运、湿邪内生、痰浊内蕴、肾精亏损、痰浊不化等导致肝、脾、肾三脏功能失调，湿热痰瘀互结于肝而致；与痰湿瘀积有关。病位主要在肝，涉及脾、肾、胆。主要病理产物为痰饮、瘀血、气滞。病性属本虚标实证。在本为气虚，主要见肝气虚，脾气虚；在标为湿热、痰饮、瘀血、气滞，且多兼夹出现。临证治疗宜标本兼治，以确定祛邪扶正以执为主
	饮食不节、脾失健运 中医还认为脂肪肝起因为饮食不节、脾失健运、情志内伤、肝失条达等所致。预防脂肪肝切忌：①饮食失宜：多为过食肥甘厚味、饮酒过度、痰湿瘀阻，或饥饱失常、损伤脾胃、脾失健运、水湿不化、聚湿生痰、痰浊入络、随气运行、停滞于肝；②情志失调：多为情志过激、郁怒伤肝、思虑过度，久则内伤气机、气滞血瘀、痰瘀互结，阻络于肝；③劳逸偏颇：主要是过逸少劳、脾胃失和、肝血不畅、过度肥胖、气滞血瘀、湿痰交结、积聚于肝
结语	脂肪肝的中医病因机制主要是痰湿内停、瘀阻气滞、饮食不节、脾失健运

74. 全胃肠外营养与脂肪肝有何关系

全胃肠外营养患者出现脂肪肝的原因
长期肠道废用引起细菌过度生长损害肝脏
胃肠外营养方面原因
患者方面原因

典型案例		顾先生因小肠病变切除 70% 小肠，胃肠道吸收功能不好，长期全胃肠外营养，自觉肝区不适，检查得知由于营养不良患有脂肪肝
全胃肠外营养患者出现脂肪肝的原因	长期肠道废用引起细菌过度生长损害肝脏	全胃肠外营养顾名思义是指完全通过静脉途径给予适量的氨基酸、脂肪、糖、电解质、微量元素和维生素以达到营养治疗的方法。它可以提供足够的热量、氨基酸及各种必需物质，主要适用于不能从胃肠道正常进食的患者，如短肠综合征、癌症患者，以及严重烧伤和感染患者、胃肠道手术患者、严重的溃疡性结肠炎患者等。长期胃肠外营养会促使脂肪肝的发生。全胃肠外营养患者出现脂肪肝的原因主要有：长期肠道废用引起细菌过度生长移位，细菌及毒素损害肝脏
	胃肠外营养方面原因	胃肠外营养方面的原因如糖含量过高、氨基酸不足或配伍不当、必需脂肪酸缺乏、胆碱缺乏、肉毒碱缺乏等；全胃肠外营养时肝所处的环境及功能状态与正常进食时有明显不同。特别是较长期接受全胃肠外营养支持的患者，20%～44%可出现肝酶谱异常。肝组织病理表现为中央静脉周围肝窦扩张，门管区纤维组织增加，小胆管增生。在单纯用糖供给热量或非蛋白能量供给过多时，还可见肝细胞的脂肪性变
	患者方面原因	患者方面的原因如饥饿、营养不良、葡萄糖不耐受。长期营养不良，缺少某些蛋白质和维生素，可引起营养不良性脂肪肝
结语		全胃肠外营养患者出现脂肪肝的原因主要包括：长期肠道废用引起细菌过度生长损害肝脏、胃肠外营养方面原因、患者方面原因

诊断与鉴别诊断篇

75. 脂肪肝的诊断有哪些

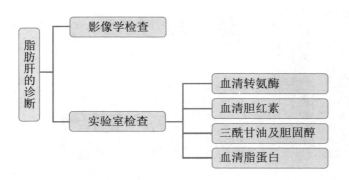

典型案例		张先生，不喝酒、不抽烟，平时饮食很规律，也没有不适的症状，单位体检腹部超声提示有脂肪肝，为了进一步明确病因及了解肝脏功能是否受损，医生建议他做抽血化验检查
脂肪肝的诊断	影像学检查	脂肪肝主要靠影像学检查，肝脏超声、CT、磁共振（MRI）等放射和影像学检查可见脂肪肝患者有肝脏肿大和弥漫性或局灶性肝密度的改变，广泛用于判断肝内脂肪堆积的有无和脂肪在肝内的分布
	实验室检查	抽血化验有助于判断脂肪肝的病因及其是否合并肝功能损伤、肝纤维化 　　（1）血清转氨酶：单纯轻度脂肪肝的实验室检查可无明显异常，中、重度脂肪肝可出现血清转氨酶升高，酒精性脂肪肝患者谷草转氨酶（AST）常高于谷丙转氨酶（ALT），γ-谷氨酰转肽酶（GGT）常轻度升高，约 30%严重脂肪肝患者可出现不同程度碱性磷酸酶（ALP）升高 　　（2）血清胆红素：约 30%的患者血清总胆红素超过正常值，少数患者有直接胆红素增高和尿胆红素阳性 　　（3）三酰甘油及胆固醇：血脂检查可出现三酰甘油及总胆固醇异常升高。若脂肪沉积在肝小叶中心带，影响肝对色素的代谢，可出现磺溴酞钠（BSP）和靛青绿（ICG）排泄异常 　　（4）血清脂蛋白：亦可发生异常，表现为 α_1、α_2、β 球蛋白比例升高，白蛋白与球蛋白比例失调。慢性重症患者可出现血浆蛋白总量改变和白蛋白与球蛋白比值倒置；凝血酶原时间延长
结语		脂肪肝的诊断主要是依赖影像学检查，尤其是超声检查，实验室检查有助于判断脂肪肝的病因及其是否合并肝功能损伤

76. 脂肪肝有哪些病理改变

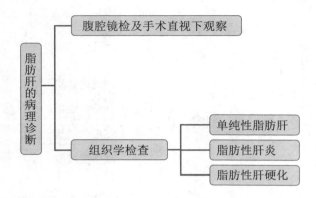

典型案例		庞先生和妻子两人均患有脂肪肝，但是医生对二者的治疗截然不同，他妻子无需治疗，只要控制饮食及多运动就行，而他需要戒酒。原来二者脂肪肝的程度是不同的，妻子只是单纯性脂肪肝，而庞先生已经进展为脂肪性肝炎
脂肪肝的病理诊断	腹腔镜检及手术直视下观察	腹腔镜检及手术直视下，脂肪肝的肝脏外观呈弥漫性肿大，边缘钝而厚，质如面团，压迫时可出现凹陷，表面色泽苍白或带灰黄色，切面呈黄红或淡黄色，有油腻感。根据肝脏脂质含量占肝湿重的比例，可将单纯性脂肪肝分为轻度、中度和重度3种类型。轻度指含脂肪 5%～10%；中度为含脂肪 11%～25%；重度则含脂肪 25% 以上。光镜下肝小叶内不足 1/3 视野的肝细胞内有脂滴存在，仅称为肝细胞脂肪变性
	组织学检查	（1）单纯性脂肪肝：在脂肪肝的早期，肝组织学检查仅示肝细胞明显的脂肪变性，此即单纯性脂肪肝 （2）脂肪性肝炎：如果在脂肪变性的基础上出现肝细胞气球样变和小叶内混合性炎症细胞浸润，则提示已发展至脂肪性肝炎，该期可伴有或不伴有糖原核、**Mallory** 小体、肝细胞点状坏死以及肝纤维化 （3）脂肪性肝硬化：晚期脂肪性肝炎可因细胞周围纤维化和中央静脉周围纤维化进展，桥接纤维化形成，导致肝小叶结构改建、假小叶及再生结节形成，最终发生脂肪性肝硬化，此时肝小叶内曾经存在的脂肪变性和炎症可消退。因此，脂肪性肝病是隐源性肝硬化的重要病因
结语		脂肪肝有 3 个不同阶段，即单纯性脂肪肝、脂肪性肝炎、脂肪性肝硬化，这 3 个阶段的病理改变亦不相同

77. B 超是脂肪肝的首选诊断方法吗

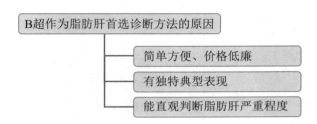

典型案例		李女士，50 岁，身材稍胖，发现肝区不适，到医院进行就诊，医生给她开了超声的单子，让她去做检查，而她自己认为 CT 检查比超声诊断价值要高，非要做 CT 检查，医生给她解释，看脂肪肝超声是最简单方便的，没有辐射，还省钱
B 超作为脂肪肝首选诊断方法的原因	简单方便、价格低廉	B 超检查脂肪肝在声像图上有其独特的表现，而且具有简单方便、价格低廉、无任何痛苦和创伤性等优点。一般认为，当肝脏脂肪含量达到 30%以上时，B 超检查可出现异常声像图改变，如果肝内脂肪含量达到 70%以上时，则 B 超诊断脂肪肝的阳性率可达 90%以上。所以，B 超是脂肪肝的首选诊断方法
	有独特典型表现	弥漫性脂肪肝 B 超图上的典型特征为： （1）肝脏肿大，边缘圆钝 （2）"三层"征象，即近场回声弥漫性增强、增粗似"明亮肝"，中场呈等回声，远场呈低回声，重度脂肪肝呈无回声 （3）肝内血管显示不清，肝静脉变细，门静脉也不出现强回声 （4）肝肾回声对比度加大，即肝影比肾影白
	能直观判断脂肪肝严重程度	依据 B 超回声的强弱，弥漫性脂肪肝可分为： （1）轻度脂肪肝，表现为肝实质弥漫性强回声，纤维隔及肝内血管缘显影正常 （2）中度脂肪肝，表现为弥漫性强回声伴有肝内血管及纤维隔显影轻度减弱 （3）重度脂肪肝，表现为显著强回声伴有肝内血管、纤维隔和右肝叶后段显影差或不显影
结语		由于 B 超检查简单方便、价格低廉、无辐射，并且脂肪肝在 B 超上有典型的表现，因此脂肪肝的首选诊断是 B 超

78. 脂肪肝的诊断依据有哪些

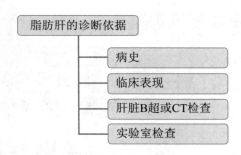

典型案例		马先生，60 岁，长期酗酒、抽烟，体态肥胖，平时运动较少，血脂和胆固醇高，体检超声发现，肝缘钝，肝实质回声增强，与肾脏对比非常明显，回声明显高于肾脏，其内血管、胆管显示欠清，提示患有重度脂肪肝
脂肪肝的诊断依据	病史	有酗酒、高脂饮食、缺乏运动等行为习惯，或慢性肝病，或服用肝毒药物史。近期体重超重（即超过标准体重10%）或患肥胖病（超过标准体重20%）者，或腹部脂肪积蓄，或高脂血症史
	临床表现	多数患者没有任何症状，或有疲乏无力、肝区不适、胀满，甚或疼痛、腹胀、食欲差等，症状有无及轻重与脂肪肝严重程度无相关性
	肝脏B超或CT 检查	可见脂肪肝图像。弥漫性脂肪肝 B 超表现为肝实质近场呈点状高回声，远场回声衰减，肝内血管显示不清或纤细。局限性脂肪肝 B 超表现为肝内强回声实质性，出现边缘清晰的弱回声区。脂肪肝患者 CT 值降低，正常人肝脏密度一般高于脾脏，肝脏 CT 值低于脾脏，则可认定肝脏 CT 值较低。脂肪浸润肝脏时可见清晰肝血管影，呈"枯树枝状"
	实验室检查	血脂升高，尤其是三酰甘油；肝功能正常或轻、中度异常。酒精性脂肪肝多有血中乙醇和尿酸浓度增高，血清中 IgA 常明显增高，并有乙醇透明小体。肝炎后脂肪肝多有 HBsAg、HBeAg 阳性。中毒性脂肪肝有血药浓度异常。糖尿病性脂肪肝有血糖、尿糖、血浆胰岛素异常。甲亢性脂肪肝有 T_3 和 T_4 升高
结语		脂肪肝的诊断依据主要包括：病史、临床表现、肝脏 B 超或 CT 检查、实验室检查，而 B 超常作为首选检查手段

79. 怎样看肝功能检验单

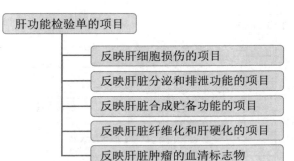

典型案例		齐先生患有脂肪肝，到医院进行抽血化验肝功能，结果出来后他自己都看蒙了，检验单上有很多项目，不知道到底哪些指标能反映肝功能好坏
肝功能检验单的项目	反映肝细胞损伤的项目	在各种酶试验中，ALT 和 AST 能敏感地反映肝细胞损伤与否及损伤程度。血清 ALT 最敏感，AST 主要反映的是肝脏损伤程度
	反映肝脏分泌和排泄功能的项目	包括总胆红素、直接胆红素、总胆汁酸等的测定。同时测定总胆红素和直接胆红素，可以鉴别诊断溶血性、肝细胞性和梗阻性黄疸
	反映肝脏合成贮备功能的项目	包括前白蛋白、白蛋白、胆碱酯酶和凝血酶原时间等。前白蛋白、白蛋白下降提示肝脏合成蛋白质的能力减弱。当患各种肝病时，病情越重，血清胆碱酯酶活性越低。凝血酶原时间延长揭示肝脏合成各种凝血因子的能力降低
	反映肝脏纤维化和肝硬化的项目	最近几年在临床上应用较多的是透明质酸、层粘连蛋白、Ⅲ 型前胶原肽和Ⅳ型胶原，其血清水平升高常常提示患者可能存在肝纤维化和肝硬化
	反映肝脏肿瘤的血清标志物	目前可以用于诊断原发性肝癌的生化检验指标只有甲胎蛋白（AFU），血清 AFU 测定对原发性肝癌诊断的阳性率为 64%~84%，特异性在 90% 左右
结语		肝功能检验单项目有很多，反映肝功能的主要是谷丙转氨酶、谷草转氨酶、总胆红素、直接胆红素、总胆汁酸、白蛋白、胆碱酯酶、凝血酶原时间、透明质酸、甲胎蛋白等

80. 血脂测定有哪些项目

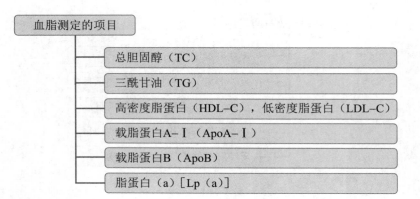

典型案例	葛女士，60岁，平时在饮食方面特别注意，不吃肥肉、油煎炸的食物，也很爱运动，到医院进行血脂测定，发现很多指标都正常，只有总胆固醇稍高，医生解释说女性绝经后总胆固醇也会升高的	
血脂测定的项目	总胆固醇	TC 水平因生活条件（饮食、运动等）而异，随年龄上升。中青年男性略高于女性，老年女性高于男性
	三酰甘油	TG 水平与种族、年龄、性别以及生活习惯（如饮食、运动等）有关。临床中大部分血清 TG 升高见于代谢综合征
	高密度脂蛋白、低密度脂蛋白	许多因素影响 HDL–C 的水平，包括年龄、性别、遗传、吸烟、运动、饮食习惯、肥胖和某些药物。低密度脂蛋白血症时动脉粥样硬化的危险性增加。血清 LDL–C 水平随年龄增加而升高。高脂、高热量饮食、运动少和精神紧张等也可使 LDL–C 水平升高
	载脂蛋白A–I	正常人群空腹血清 ApoA-I 水平为 1.20～1.60g/L。正常情况下，血清 ApoA-I 可以代表 HDL 水平，与 HDL–C 呈明显正相关
	载脂蛋白B	正常人群空腹血清 ApoB 水平为 0.80～1.20g/L。正常情况下，有 90% 的 ApoB 分布在 LDL 中，故血清 ApoB 主要代表 LDL 水平，它与 LDL–C 呈显著正相关。ApoB 与 LDL–C 同时测定有利于临床判断
	脂蛋白（a）	血清 Lp（a）浓度主要由基因控制，不受性别、年龄、体重、适度体育锻炼和降胆固醇药物的影响
结语	血脂测定的项目包括：总胆固醇、三酰甘油、高密度脂蛋白、低密度脂蛋白、载脂蛋白A–I、载脂蛋白B、脂蛋白（a）	

81. 什么是肝活检

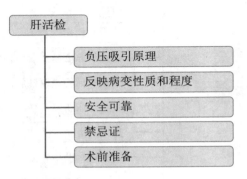

典型案例		祝先生发现肝区不适，到医院就诊，超声提示回声不均，为了进一步明确有无肝硬化，医生建议他穿刺活检，但因为是有创检查，患者没有接受检查，结果延误了病情
肝活检	负压吸引原理	肝活检是根据负压吸引的原理，采用快速穿刺的方法，从肝内抽取少量的肝组织，直接在显微镜下观察其组织形态的变化，从而作出肝病的诊断
	反映病变性质和程度	肝活检可以明确脂肪肝的程度、病理类型、是否合并有脂肪性肝炎和肝纤维化，并可提示脂肪肝的病因。像病毒性肝炎、脂肪肝、各种类型的肝硬化等，其肝脏病变呈弥漫性，虽然所取肝组织较小，但也能比较准确地反映出病变的性质和程度。肝活检是确诊脂肪肝、判断脂肪性肝炎和肝纤维化的唯一的方法
	安全可靠	快速肝穿刺术操作简单，只要严格按照操作规程，是比较安全可靠的，发生并发症的机会少，目前多在 B 超引导下进行肝穿刺，抽取肝组织活检，远较过去的盲目肝穿刺法准确安全，尤其对于局灶性脂肪肝或者弥漫性脂肪肝伴正常肝岛与 B 超下肝癌鉴别有困难时具有独特的优越性
	禁忌证	重度黄疸、大量腹水或有凝血功能障碍者、充血性肝肿大、一般情况较差，或有右侧胸腔积液及膈下有急性炎症者为肝活检的禁忌证
	术前准备	术前应检查血小板数、出血时间、凝血时间、凝血酶原时间，如有异常，应肌内注射维生素 K 10mg，每日 1 次，3 天后复查，如仍不正常，不应强行穿刺
结语		肝活检是明确肝病性质和程度的"金标准"

82. 哪些情况下需行肝活检

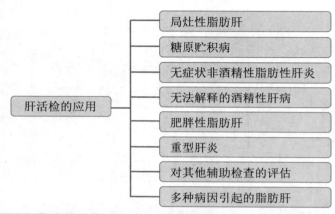

典型案例		屈先生平时爱喝酒，血脂高，体态肥胖，超声检查提示肝脏回声弥漫不均，为了进一步明确是酒精性肝病还是肝硬化，需做肝活检进行鉴别诊断
肝活检的应用	局灶性脂肪肝	局灶性脂肪肝或弥漫性脂肪肝伴正常肝岛难以与恶性肿瘤鉴别，需在 B 超引导下进行目的性经皮肝穿刺
	糖原贮积病	探明胆固醇酯累积病、糖原贮积病、Wilson 病等少见脂肪性肝疾病
	无症状非酒精性脂肪性肝炎	可疑的无症状性非酒精性脂肪性肝炎，肝活检是唯一确诊手段
	无法解释的酒精性肝病	酒精性肝病有不能解释的临床或生化异常表现者，以及酒精性肝炎考虑皮质类固醇治疗前后者需肝活检排除活动性感染；部分酒精性肝炎因伴有严重脂肪浸润或阻塞性终末肝小静脉病变，可出现腹水及门静脉高压，易误诊为肝硬化。肝活检有助于明确诊断及指导治疗
	肥胖性脂肪肝	肥胖性脂肪肝患者减少原有体重的 10% 后，肝功能损害仍持续存在者，需肝活检寻找有无其他肝损原因
	重型肝炎	怀疑重型肝炎是小泡性脂肪肝所致，需肝活检明确诊断并了解其病因
	对其他辅助检查的评估	评估某些实验室指标以及影像学检查诊断脂肪肝、肝纤维化的可靠性，需以肝活检组织学诊断为标准
	多种病因引起的脂肪肝	任何怀疑不是单纯性脂肪肝或疑多种病因引起的脂肪肝或肝功能损害者，需通过肝活检明确具体病因或以何种病因为主
结语		肝活检可用于各种脂肪性肝疾病的诊断

83. 肝活检的取材方法有哪些

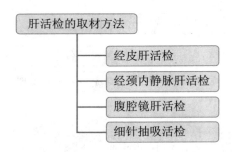

典型案例		谢先生患有肝硬化，腹腔内大量腹水，伴有凝血功能障碍，肝内有很多小结节，为了鉴别这些结节的性质是肝癌还是增生性结节，该患者需要做肝活检，但不能选择最常用的经皮肝活检，而应选择经颈内静脉肝活检，该方法创伤小
肝活检的取材方法	经皮肝活检	临床应用最广泛。穿刺针分为吸针、切针和带扳机机制的弹簧切针。切针和大直径穿刺针可能会增加活检后出血的危险性，而吸针易使硬化的肝组织碎裂或肝内纤维组织回缩，不利于肝纤维化及肝硬化的诊断，宜选用弹簧切针
	经颈内静脉肝活检	将导管经皮穿刺进入右侧颈内静脉，并循腔静脉进入右肝静脉，穿刺针由导管进入肝脏抽吸肝组织标本。由于经血管获取肝组织，降低了腹腔内出血的危险性。这种方法创伤小、并发症少、适应范围广，适用于严重的凝血障碍、大量腹水、过度肥胖、血管瘤可疑及经皮肝活检失败者，解决了晚期肝硬化肝活检问题
	腹腔镜肝活检	在镇静剂及局部麻醉下实施腹腔镜检查，适用于不能解释的肝脾肿大和不明原因的腹水
	细针抽吸活检	在超声和CT引导下进行，是将影像学诊断优势（定位准确）和病理诊断优势（诊断准确率高）相结合的产物。适用于肝癌和肝损伤者。其诊断准确性取决于细胞病理医师的专业水平，较粗针活检创伤性小、并发症少，但取材量少，不利于病变的进一步分型
结语		目前开展的肝活检有4种取材方法：经皮肝活检、经颈内静脉肝活检、腹腔镜肝活检、细针抽吸活检

84. 肝活检术前术后的注意事项有哪些

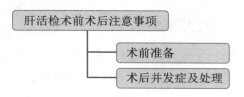

典型案例		曹先生患有肝硬化伴多发再生结节，为了明确肝硬化的程度及结节的性质以及有无肝纤维化，要做肝活检。术前，医生让他做了很多化验检查，结果他的凝血酶原时间不符合穿刺条件，需要给予2～3U 新鲜干冻血浆
肝活检术前术后注意事项	术前准备	在术前1～2天，患者需要进行常规肝脏生化检查、凝血功能检测、血常规、血小板检测、胸透和腹部超声检查。术前1天，要用超声定位穿刺点，并了解周围有无较大血管或肿大的胆囊。术前1天和手术当天，要肌内注射10mg 维生素K 各1次。准备、操作过程应在住院中完成。术前，医生还要向患者说明配合穿刺的注意事项，练习屏气以及消除患者的恐惧和紧张。患者术前半小时测血压、脉搏，排空小便
	术后并发症及处理	肝穿刺后需要严密观察血压、脉搏等，术后要绝对卧床24小时。肝活检大多数并发症都发生在活检后3小时内，所以应该加强术后护理、观察。患者可能会出现局部疼痛，包括活检部位的不适，放射至右肩的疼痛和短暂的上腹痛。这些都属于正常情况，可以适当进行镇痛治疗。只有极少数的患者在穿刺活检后会出现有临床意义的出血，出血可在腹腔内、胸腔内或者肝脏内，所以穿刺后应以盐袋进行局部压迫止血。一旦确诊为出血，应予以静脉止血治疗；穿刺后很少发生肝脏胆汁外漏或者穿透胆囊引起的胆汁性腹膜炎（尤其现在多在超声引导下穿刺），一旦发生，应密切观察病情变化，加强抗生素应用，必要时应按胆汁性腹膜炎进行针对性处理
结语		肝活检术前应做各种化验检查，术后应预防并发症

85. 抽血化验在脂肪肝诊断中的作用是什么

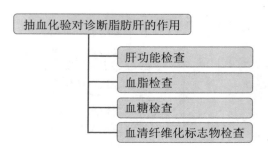

典型案例		刘女士，33 岁，体态偏瘦，查体发现患有脂肪肝，这让她很费解，后来医生询问得知她长期服用药物，可能导致肝损伤，产生药物性脂肪肝，建议她去抽血，看肝功能是否正常
抽血化验对诊断脂肪肝的作用	肝功能检查	轻度脂肪肝肝功能基本正常。中、重度脂肪肝表现为 ALT、AST 升高，多为正常值上限的 2～3 倍。一般肥胖性脂肪肝 ALT 高于 AST。酒精性脂肪肝 AST 高于 ALT，血清 GGT 活性升高，常可达正常上限值的 3～4 倍以上，ALP 升高者不到 25%，多为正常上限的 1.5 倍，GGT/ALP 比值常大于 1.5
	血脂检查	脂肪肝患者常有血脂升高，主要表现为高三酰甘油血症、高胆固醇血症，近一半的高脂血症患者可出现肝脏脂肪浸润，尤以高三酰甘油血症患者脂肪肝发病率最高
	血糖检查	脂肪肝与胰岛素抵抗、糖耐量异常以及 2 型糖尿病关系密切。因此，脂肪肝患者应常规检查空腹及餐后 2 小时血糖、胰岛素、血脂、糖基化血红蛋白，并计算胰岛素抵抗指数
	血清纤维化标志物检查	血清Ⅲ型胶原、Ⅳ型胶原、层粘连蛋白和透明质酸的水平与肝脏纤维化程度密切相关，可作为脂肪肝肝脏纤维化的诊断依据
结语		抽血化验可以反映肝脏的功能，并提供脂肪肝的可能病因、伴随疾病情况及脂肪肝的病情轻重，以及是否并发肝纤维化

86. 药物性脂肪肝如何诊断

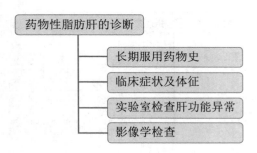

典型案例		付女士因子宫内膜癌，长期服用药物，后来出现胃部不适、恶心、呕吐、尿色加深等症状，到医院化验肝功能，发现肝功能异常，超声提示脂肪肝。医生诊断可能是由于药物引起的，建议停用损害肝脏的药物，并服用保肝药以及多休息
药物性脂肪肝的诊断	长期服用药物史	病史中多有使用相关药物或接触化合物的历史，如四环素长期口服或大量静脉注射、应用肾上腺皮质激素及多数降脂药等
	临床症状及体征	临床中可出现类似急性病毒性肝炎的症状或出现肝区胀痛、隐痛、乏力、食欲减退等消化道症状，程度不一。查体可发现肝脏肿大，表面光滑，且可有脾脏肿大。8%的患者可见蜘蛛痣，重症患者可出现腹水及双下肢水肿。肝脏病理检查可见肝细胞有微滴脂肪浸润，范围较广，主要是三酰甘油
	实验室检查肝功能异常	实验室检查有肝功能异常，常见的有谷丙转氨酶（ALT）、谷草转氨酶（AST）、乳酸脱氢酶（LDH）升高，γ-谷氨酰转肽酶（GGT）也可有不同程度升高。胆红素升高常以直接胆红素升高为主
	影像学检查	影像学检查对于脂肪肝的诊断有一定意义。CT 示肝密度普遍降低，MRI 示 T_1、T_2 时间延长，肝组织学检查为确诊方法，脂肪肝的影像学检查图像均为非特异性表现。对于影像学诊断有困难的病例确诊有赖于肝活体组织学检查，尤其是局限性脂肪肝，影像学检查及超声引导下的细针穿刺对脂肪肝与肝癌或转移瘤鉴别具有独特的优越性
结语		药物性肝病患者多有长期服用药物史，肝功能异常，CT 提示肝脏密度普遍降低

87. 脂肪肝容易与哪些疾病混淆

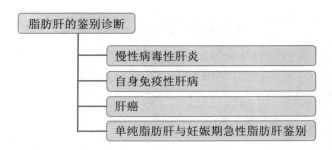

典型案例	王先生，55 岁，平时爱喝酒，发现肝区不适到医院就诊，超声提示肝脏回声不均，见多发高回声团，可能为不均匀脂肪肝，但需进一步检查排除肝癌
脂肪肝的鉴别诊断 慢性病毒性肝炎	脂肪肝肝细胞损害、炎症和纤维化主要位于肝小叶内，而慢性病毒性肝炎的肝组织学改变主要位于门管区门脉周围。肝炎病毒血清学标记物、各种自身抗体的检测有助于相关疾病的明确诊断。但应注意这些慢性肝病患者可因营养过度、缺乏运动或并存肥胖和糖尿病等情况同时合并脂肪肝
自身免疫性肝病	自身免疫性肝病是以肝脏为相对特异性免疫病理损伤器官的一类自身免疫性疾病。诊断主要依据特异性生化异常，自身抗体及肝组织特征
肝癌	肝癌是一种恶性肝脏疾病，在临床上可有恶病质、甲胎蛋白升高、肝功能异常、血沉增快等，早期肝癌与局灶性脂肪肝的鉴别大多借助于 CT 检查，必要时作肝活检
单纯脂肪肝与妊娠期急性脂肪肝鉴别	临床中应注意单纯性脂肪肝与妊娠期急性脂肪肝相鉴别。妊娠期急性脂肪肝是妊娠的严重并发症，多发生于妊娠末 3 个月（30～40 周）。主要临床症状有持续性恶心、呕吐甚至呕血，伴有上腹疼痛，1 周出现黄疸，常无瘙痒。以后黄疸迅速加深，继之出现不同程度的意识障碍或昏迷。血清胆红素轻至中度升高，如合并弥散性血管内凝血则呕吐咖啡色液或鲜血，以及尿血、便血、紫癜、齿龈及注射部位出血，同时血小板及纤维蛋白原减少，FDP 值上升及凝血酶原时间延长，半数患者有少尿、代谢性酸中毒等早期肾功能衰竭的表现
结语	脂肪肝主要与慢性病毒性肝炎、自身免疫性肝病、肝癌鉴别

88. 妊娠期急性脂肪肝如何诊断

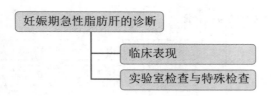

典型案例		李女士，27岁，妊娠34周，平常身体较好，突然出现乏力、厌食、恶心、呕吐、腹痛、黄疸、水肿，到医院就诊，超声检查，肝实质回声增强，诊断为妊娠期急性脂肪肝
妊娠期急性脂肪肝的诊断	临床表现	妊娠期急性脂肪肝（AFLP）是妊娠末期发生的以肝细胞脂肪浸润、肝功能衰竭和肝性脑病为特征的疾病，主要依靠病史、症状、体征、实验室检查和肝活组织切片做出诊断。临床表现为乏力、厌食、恶心、呕吐、腹痛，有出血倾向，可迅速转入昏迷；起病后数日随病情进展，可出现进行性黄疸加重；伴有严重出血倾向时，可出现鼻衄、齿龈出血、皮肤黏膜出血、消化道出血、阴道出血，重者可出现弥散性血管内凝血。查体可见肝脏进行性缩小，腹水，黄疸迅速加深，意识障碍程度不一，严重者可迅速昏迷，甚至死亡
	实验室检查与特殊检查	血常规白细胞计数增加达（20～30）×10^9/L，中性粒细胞比例增加，贫血为正细胞色素性，血小板计数正常或降低。肝功能检查 ALT、AST 均升高明显，γ–GT、ALP 轻中度升高，血清总胆红素常大于171μmol/L，以结合胆红素升高为主，血清白蛋白降低，约1/4 患者出现低血糖。肾功能损害时，出现血尿素氮和肌酐升高，继发胰腺炎时血、尿淀粉酶可升高。超声检查表现为亮肝，肝体积缩小。CT 检查显示大片肝密度降低区，CT 值可降至正常限值的一半。肝活检对肝活检组织进行冰冻切片并进行特异脂肪染色，是诊断妊娠期急性脂肪肝的重要检查方法
结语		妊娠期急性脂肪肝主要根据临床表现及实验室检查、影像学检查来诊断

89. 妊娠期急性脂肪肝需和哪些疾病相鉴别

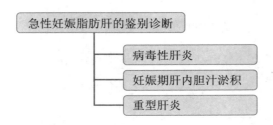

典型案例		白女士，怀孕 28 周，出现乏力、厌食、黄疸，黄疸进行性加重，肝功能检查 ALT、AST 均升高明显，超声检查发现脂肪肝、腹水，临床诊断可能是妊娠期急性脂肪肝，但因为黄疸比较严重，也不能排除妊娠期内肝内胆汁淤积，应进一步检查明确诊断
妊娠期急性脂肪肝的鉴别诊断	病毒性肝炎	急性病毒性肝炎患者起病突然，包括食欲下降、身体不适、恶心、呕吐，常有发热。然后尿色加深，出现黄疸，皮肤瘙痒，根据患者肝炎病毒血清学标记物、各种自身抗体的检测有助于相关疾病的明确诊断
	妊娠期肝内胆汁淤积	妊娠期肝内胆汁淤积症是一种与妊娠有关的疾病，多发生于妊娠中、晚期，以皮肤瘙痒和黄疸为特征，主要危害在于对围产儿的不良影响。胆酸刺激，过早激发子宫收缩，引起早产。还可导致胎儿宫内发育迟缓、胎儿宫内缺氧，甚至可发生胎死宫内的严重后果。本病孕妇的血清转氨酶可轻度或中度升高，血清胆酸增高是诊断本病的敏感指标，其升高的幅度常可为正常孕妇的 10～100 倍，而且，血清胆酸的增高比瘙痒、黄疸的发生时间要早
	重型肝炎	急性重型肝炎是由于多种原因导致肝组织大面积坏死所致，其表现主要有：迅速出现高度乏力、高度厌食、高度腹胀、频繁恶心等症状；黄疸迅速加深；出血倾向，可见皮肤瘀点及瘀斑、口腔或牙龈出血，晚期可出现呕血及便血；肝昏迷；肝脏绝对浊音界缩小或进行性缩小。病死率可高达 70%～90%
结语		妊娠期急性脂肪肝主要与病毒性肝炎 、妊娠期肝内胆汁淤积、重型肝炎等疾病相鉴别

90. 如何早期发现脂肪肝

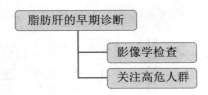

典型案例		徐阿姨，身材较胖，因为常年高血压，高血脂，她害怕肝脏、心脏等其他器官也出问题，每年都会到医院进行常规查体，以便及时发现脂肪肝、心脑血管等疾病
脂肪肝的早期诊断	影像学检查	脂肪肝是一种常见的弥漫性肝病，如能及时诊治可使其逆转；反之，部分患者可发展为脂肪性肝炎，甚至肝硬化。因此，早期诊治对阻止脂肪肝进展和改善预后十分重要。关于脂肪肝的诊断，过去必须根据肝穿刺病理检查进行确诊，近年来随着影像技术的发展，特别是 CT、MRI 及超声显像在临床的广泛应用，不再经肝活检即能得到比较准确的临床诊断。鉴于 B 超诊断脂肪肝具有经济、迅速、无创伤等优点，因此，定期给脂肪肝高危人群作肝脏 B 超检查是早期发现脂肪肝的最佳方法
	关注高危人群	所谓脂肪肝高危人群是指存在脂肪肝发病的危险因素，比普通人群更易发生脂肪肝的群体。脂肪肝的高危人群主要包括肥胖症，特别是内脏脂肪性肥胖患者；糖尿病，特别是成年型非胰岛素依赖性糖尿病患者；长期大量饮酒者；高脂血症，特别是血液三酰甘油升高者；长期服用损肝药物者；以及有肥胖症、糖尿病和脂肪肝家族史的个体。总之，有脂肪肝发病的危险因素者要有自我保健意识，应定期（每年 1～2 次）作肝脏 B 超等影像学检查以早期发现脂肪肝。妊娠期妇女也容易发生急性脂肪肝，因此在饮食等各方面也应引起注意
结语		肥胖患者、高脂血症、糖尿病、高血压、长期服用损肝药物者都是脂肪肝发病的高危人群，应定期做体检，以便早期发现脂肪肝，超声检查简单方便准确，应作为首选

91. 磁共振和肝动脉造影对脂肪肝的确诊有何价值

```
磁共振和肝动脉造影对确诊脂肪肝的价值
    ├── 磁共振价值不大
    └── 肝动脉造影用于临床诊断困难者
```

典型案例		陈女士觉得肝区不适，她了解到核磁很先进，就到医院要求医生给她做核磁检查，但是医生觉得可以先做超声进行排查，没必要先做核磁
磁共振和肝动脉造影对确诊脂肪肝的价值	磁共振价值不大	磁共振（MRI）扫描对诊断脂肪肝并不敏感，无论从信号强度，还是计算弛豫时间，均难以与正常肝组织区分开来，这与肝内含水量不增加有关。临床上可利用 MRI 这一点鉴别 CT 上难以确诊的脂肪肝与肝癌。病变肝脏因脂肪含量较高，在 MRI 各加权序列上信号均有轻度升高，局限性者与正常肝脏间分界不清，且无占位效应，虽动态增强扫描病变区与正常肝有相似的时间密度曲线，但由于 MRI 缺乏 CT 值那样的定量分析指标，仅凭 MRI 诊断脂肪肝很难。国内多数学者认为，在目前技术条件下，当临床上怀疑脂肪肝时应首选 CT 而不是 MRI，多种影像技术的综合应用对脂肪肝，特别是局灶性脂肪肝的鉴别诊断可能有帮助
	肝动脉造影用于临床诊断困难者	目前 MRI 及肝动脉造影主要用于超声及 CT 检查诊断困难者，特别是局灶性脂肪肝难以与肝脏肿瘤鉴别时，且又不能做肝活检的患者。脂肪肝的数字减影血管造影表现为肝动脉轻度扩张，全部分支呈现充血性倾向，但病灶中的血管形态、走行和分布均无异常，无病理性血管征象，无肿瘤血管。由于它是创伤性检查，价格昂贵，设备技术要求高，很少用于脂肪肝的诊断
结语		目前脂肪肝的诊断首选超声和 CT 检查，磁共振及肝动脉造影主要用于局灶性脂肪肝难以与肝脏肿瘤鉴别的患者

92. 酒精性肝病如何诊断

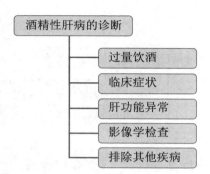

典型案例		姚先生有长期饮酒史，最近感觉肝区不舒服，到医院就诊，超声检查肝脏回声增强，回声不均，抽血化验肝功能，多项指标都异常，诊断为酒精性肝病
酒精性肝病的诊断	过量饮酒	饮酒者出现酒精肝，可分为以下两种情况：其一为有长期饮酒史，一般超过 5 年，折合纯酒精量男性≥40g/d，女性≥20g/d；其二为 2 周内有大量饮酒史，折合酒精量＞80g/d。[纯酒精量换算公式为：g=饮酒量（ml）×乙醇含量（%）×0.8，如每日饮用酒精度为 50 度的白酒 300ml，计算纯酒精为 300ml×50%× 0.8=120g/d]
	临床症状	酒精性脂肪肝起初大多无症状，或症状轻微，当出现肝硬化时表现为各种并发症症状
	肝功能异常	化验肝功能异常，血清谷草转氨酶（AST）、谷丙转氨酶（ALT）、谷氨酰转肽酶（GGT）和平均红细胞容积（MCV）等指标升高，禁酒后这些指标可明显下降，通常 4 周内基本恢复正常，AST/ALT＞2，有助于诊断
	影像学检查	肝脏 B 超或 CT 检查有典型脂肪肝的表现。超声表现为肝脏肿大，边缘圆钝，回声弥漫性增强、增粗，似"明亮肝"。肝内血管显示不清，肝静脉变细，门静脉也不出现强回声；CT 表现为肝脏密度减低
	排除其他疾病	酒精性脂肪肝的诊断需排除嗜肝病毒的感染、药物和中毒性肝损伤等，当然也可能存在合并病变可能，临床上需要仔细判别
结语		酒精性肝病是在过量饮酒的基础上出现的肝损伤，表现为肝功能异常和影像学异常，故酒精性肝病的诊断主要根据饮酒史、肝功能异常、超声及 CT 检查等进行综合判断

93. 酒精性肝病临床分型及诊断是什么

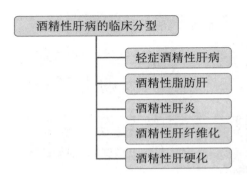

典型案例		杨先生和魏先生是同事，二者查体都发现酒精性肝病，但是杨先生的肝功能是正常的，而魏先生的肝功能严重受损
酒精性肝病的临床分型及诊断	轻症酒精性肝病	酒精性肝病的发展和既往饮酒量有着直接关系，根据饮酒量、时间的不同对肝脏造成损害的严重程度不同，可将酒精性肝病分为以下几个阶段：轻症酒精性肝病，酒精肝发展的初始阶段，病情轻微，肝功能、B超、CT和组织病理学检查基本正常或轻微异常
	酒精性脂肪肝	酒精肝有所加重，影像学诊断符合脂肪肝标准，血清 ALT、AST 可轻微异常
	酒精性肝炎	病情进展快，短期内造成肝功能的较大受损。血清 ALT、AST 或 GGT 升高，可有血清总胆红素增高。重症酒精性肝炎是指酒精性肝炎中合并肝昏迷、肺炎、急性肾功能衰竭、上消化道出血，可伴有内毒素血症
	酒精性肝纤维化	酒精性肝纤维化患者有长期大量饮酒史，在肝损伤的基础上出现血清纤维化指标标志（透明质酸、胶原、层粘连蛋白等），或者病理组织学出现早期纤维化的改变。这个阶段临床症状及影像学可无特殊异常
	酒精性肝硬化	酒精性肝病的终末表现，肝脏组织发生不可逆性损害，最终出现肝功能的失代偿，晚期可以出现腹水、肝性脑病、食管静脉曲张大出血等并发症。根据酒精性肝病的发展进程，我们应该及时发现疾病造成的损害程度，及时干预，阻断肝病的发展，促进肝功能的恢复
结语		酒精性肝病的临床分型包括：轻症酒精性肝病、酒精性脂肪肝、酒精性肝炎、酒精性肝纤维化、酒精性肝硬化

94. 酒精性脂肪肝的 CT 表现有哪些

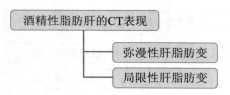

典型案例	赵先生因工作需要，经常应酬饭局，喝酒较多，自觉肝区疼痛就诊，CT 提示肝内密度不均匀减低，见多发低密度团块影，诊断为局限性脂肪肝，但也不能排除肝癌，需进一步检查
酒精性脂肪肝的 CT 表现 — 弥漫性肝脂肪变	酒精性肝脂肪变在 CT 上有特征性的改变，可见弥漫性或局限性脂肪变图像。弥漫性脂肪肝表现为全肝轻度肿大，密度普遍减低，明显低密度区内可见放射状分布的树枝状略高密度血管影，增强后低密度肝实质轻度强化，肝内血管影更清楚，且走行自然，无受压变形及移位。脂肪肝病变 CT 显示肝脏密度降低，为便于诊断及评价严重程度，通常与同个体脾脏 CT 值进行对比。正常人肝脏的 CT 值与脾脏 CT 值基本一致，而脂肪肝患者则 CT 值低于脾脏，并且根据差异程度分列不同严重级别：肝脏 CT 值低于脾脏，肝/脾 CT 比值≤1.0 但>0.7 者为轻度；肝/脾 CT 比值≤0.7 但>0.5 者为中度；肝/脾 CT 比值≤0.5 者为重度
局限性肝脂肪变	局灶性脂肪肝表现为单发或多发，均匀或不均匀性低密度区。与正常组织分界清晰或与正常肝组织逐渐移行无明显分界，类似肿块，但无占位效应，肝表面无局限性隆突，造影剂增强后其内血管影正常存在。局灶性脂肪肝的脂肪浸润情况多种多样。若发生在叶或段及亚段的均一脂肪浸润，CT 诊断容易。但如果脂肪浸润发生在肝门附近或呈斑片状或小结节状时，就必须和原发性肝癌或转移性肝癌、肝血管癌、肝脓肿等占位性病变相鉴别
结语	酒精性脂肪肝在 CT 上主要表现为肝脏密度弥漫性或者局限性减低，局灶性脂肪肝需与肝内占位进行鉴别

95. 酒精性脂肪肝的实验室检查有哪些

| 酒精性脂肪肝的实验室检查 |
| 血中乙醇浓度检测 |
| 肝功能检查 |

典型案例	郑先生，长期抽烟、喝酒，后来查体，超声提示回声不均，考虑慢性酒精性脂肪肝，为了判断其肝功能是否受损，建议他抽血化验，结果多项肝功能指标不合格
酒精性脂肪肝的实验室检查	**血中乙醇浓度检测**　临床常用化验检查尤其在特异性和敏感性方面，现行的实验室指标不是理想的标准，但多个实验指标联合很有意义。当然，最简单和特异的指标是血中乙醇浓度，可以判定急性饮酒者目前的状态。在慢性饮酒时，乙醇快速代谢，代谢率高，两个生物指标有意义：一种指标适用于只饮酒几天者（验证疾病复发）；另一种指标适用于长期酗酒者（长期监测），但还没有非常满意的指标。既往经验表明一些指标很重要，另外一些指标意义不大。多个指标的特定组合敏感性可达80%，当分析不同功能时尤为重要。三联指标对验证慢性饮酒有意义，但区别和断定急性饮酒时四联指标更可靠，包括Zieve综合征
	肝功能检查　肝功能检查主要包括 GGT、AST、ALT 等。当面询问患者来确定饮酒量并不准确，在某些情况下，通过询问家属和同事了解患者的饮酒量可能有一定帮助。用于评价一段时间内饮酒过量的指标有 γ-谷氨酰转肽酶（GGT）、平均红细胞容积（MCV）、AST、AST/ALT 比值，线粒体 AST（ASTm）和缺糖转铁蛋白（CDT）。前四个指标易于检查且价格低廉，但缺乏敏感性和特异性，其他指标虽价值较大但因检测方法学的缺陷难于推广
结语	酒精性脂肪肝的实验室检查主要包括血中乙醇浓度检测以及肝功能检查（GGT、AST、ALT 等），但最好是联合应用进行评价

96. 酒精性脂肪肝患者肝功能有哪些特点

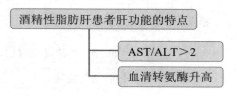

典型案例		高先生，45岁，饮酒15余年，最近感觉肝区不适，到医院检查B超，发现脂肪肝，为了进一步确定是否为酒精性脂肪肝，建议肝功能检查，结果发现 AST/ALT＞2
酒精性脂肪肝患者肝功能的特点	AST/ALT＞2	酒精性脂肪肝是由于长期大量饮酒导致的肝脏疾病。有长期饮酒史，一般超过5年，折合乙醇量男性≥40g/d，女性≥20 g/d，或2周内有大量饮酒史，折合乙醇量＞80g/d。近来比较强调 AST/ALT 比值的鉴别诊断作用，轻度非酒精性脂肪性肝炎患者 ALT 一般超过 AST，当非酒精性脂肪性肝炎发展至肝硬化时，AST 可明显升高并超过 ALT，但即使晚期非酒精性脂肪性肝炎伴肝硬化者，AST/ALT 比值仍低于2。该比值低于1.3多提示为非酒精性，＞2 则应考虑为酒精性脂肪肝。γ-谷氨酰转肽酶（GGT）、总胆红素（TBIL）、凝血酶原时间（PT）、平均红细胞容积（MCV）和缺糖转铁蛋白（CDT）等指标升高
	血清转氨酶升高	与其他活动性肝病相似，一些进展期非酒精性脂肪性肝病患者血清转氨酶并不升高，且抗糖尿病治疗又可改变转氨酶水平及其比值。因此，对于那些中等度饮酒者，即使是诸项生化指标联合检测亦难区分酒精性脂肪肝与非酒精性脂肪性肝病。此时有必要戒酒一段时间后再重新评估肝病的病因。事实上，在嗜酒的肥胖个体中可发现酒精性脂肪肝和非酒精性脂肪性肝病的并存现象。尽管有人主张用 AST/ALT＞1 来预测酒精性脂肪肝，但此时酒精性脂肪肝与病毒性肝炎常有重叠。而 AST/ALT＞1 结合 AST、ALT 轻度升高以及 MCV 升高，则有助于酒精性脂肪肝与病毒性肝炎的鉴别
结语		酒精性脂肪肝实验室检查的主要特点是 AST/ALT＞2，血清转氨酶升高

97. 单纯性酒精性脂肪肝如何诊断

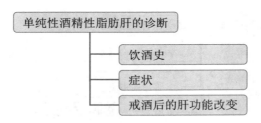

典型案例		曹先生，有 15 年饮酒史，最近出现右上腹胀痛、食欲不振、乏力，到医院就诊超声发现有脂肪肝，抽血化验肝功能发现肝功能受损，后来医生建议他戒酒，半年后，复查超声，脂肪肝明显减轻，肝功能也恢复正常
单纯性酒精性脂肪肝的诊断	饮酒史	哪些饮酒者易出现此类问题呢？我们一般可分为两类：即"习惯饮酒者"（平均每日饮酒量 40g）或"大量饮酒者"（平均每日饮酒 80g 以上），且持续 5 年以上。女性饮酒量为上述规定量的 2/3。另外，酒精性脂肪肝 H_2 同工酶活性缺乏或低下者，即使每天饮酒量不足此标准，也容易引起酒精性肝损伤
	症状	临床症状为非特异性，可无症状或有右上腹胀痛、食欲不振、乏力、体重减轻等
	戒酒后的肝功能改变	除了有以上明确饮酒史以外，戒酒后的肝脏改变被视为有无其他合并损害的关键。戒酒后，肝功能检验显示血清 AST、ALT 活性明显改善，4 周内降至大致正常范围（以不超过 80U/L 为指标，若戒酒前不足 100U/L 时即以不超过 50U/L 为指标），但合并重症酒精性肝炎和肝癌者除外。血清肝炎病毒标记 HBsAg、抗-HCV 阴性，若 HBV-DNA、HCV-RNA 阴性则更准确。同时，以下检查项目中至少一项阳性：①戒酒后早期肿大的肝脏明显缩小，4 周后基本触不到肝肿大，但合并重症酒精性肝炎和肝癌者例外；②戒酒后血清 GGT 明显下降，以戒酒 4 周后的值下降到正常值的 1/3，或比戒酒前的值下降 40%以上为指标
结语		单纯性酒精性脂肪肝，是指患者肝损伤单纯由饮酒引发，而非其他因素引起，戒酒后肝功能明显改善

98. 酒精性脂肪肝并发肝炎如何诊断

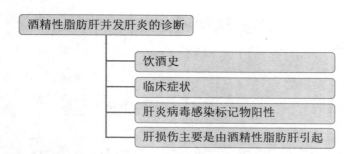

典型案例		白先生，常年饮酒，患有脂肪肝，肝功能改变以 GGT 升高为主，AST 和 ALT 仅轻度升高，后来查肝炎病毒发现血清中 HBsAg、抗 HBcAg、抗 HBeAg 阳性，诊断为酒精性脂肪肝并发肝炎
酒精性脂肪肝并发肝炎的诊断	饮酒史	此问题发生于肝炎病毒现症感染标记物阳性，同时有习惯性或大量饮酒者发生的肝损伤。肝损伤主要由酒精性脂肪肝引起，同时合并亚临床型或既往 HBV、HCV 感染，实质上是指单纯性酒精性脂肪肝患者如何排除肝炎病毒的损伤。有长期饮酒史，一般超过 5 年，折合乙醇量男性≥40g/d，女性≥20g/d，或 2 周内有大量饮酒史，折合乙醇量＞80g/d
	临床症状	临床症状为非特异性，可无症状或有右上腹胀痛、食欲不振、乏力、体重减轻、黄疸等；随着病情加重，可有神经精神症状和蜘蛛痣、肝掌等表现
	肝炎病毒感染标记物阳性	首先患者符合酒精性脂肪肝的诊断标准，其次肝炎病毒的实验室改变常表现为血清中 HBsAg 或抗 HBsAg、抗 HBcAg、抗 HBeAg 或抗 HCV 阳性
	肝损伤主要是由酒精性脂肪肝引起	第一，肝炎病毒检查 HBeAg、HBV–DNA、HCV–RNA 等现症感染指标或病毒活跃复制指标阴性或为假阳性。第二，肝功能改变以 GGT 升高为主，AST 和 ALT 仅轻至中度升高，一般很少超过 300U/L，AST/ALT 比值＞2。第三，戒酒 4 周后临床和血清酶学指标明显下降或基本恢复正常，但有重型酒精性肝炎、肝硬化和合并肝细胞癌者例外。第四，肝活检组织学改变主要表现为酒精性肝损伤的征象，而病毒性肝炎的征象基本不存在
结语		酒精性脂肪肝并发肝炎指肝损伤主要由酒精性脂肪肝造成，同时合并病毒感染

99. 慢性病毒性肝炎合并非过量饮酒如何鉴别

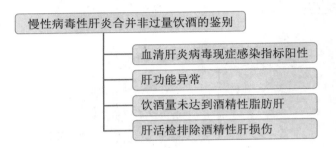

典型案例		王女士,患有乙型肝炎,肝功能异常,ALT 升高常较 AST 明显,AST/ALT 比值<1,她平时也喝点酒,但饮酒量小,她就是慢性病毒性肝炎合并非过量饮酒
慢性病毒性肝炎合并非过量饮酒的鉴别	血清肝炎病毒现症感染指标阳性	这一问题即非过量饮酒者患慢性病毒性肝炎,肝损伤由病毒性肝炎引发,而非酒精损害导致。在鉴别分析中注意以下几点:第一,既然为慢性病毒性肝炎,那么血清肝炎病毒现症感染指标阳性且病毒复制活跃,乙肝病毒 DNA 定量分析、丙肝病毒 RNA 定量分析等指标明显升高
	肝功能异常	第二,就肝功能异常来看,肝功能损害中 ALT 升高常较 AST 明显,AST/ALT 比值<1,GGT 改变不明显
	饮酒量未达到酒精性脂肪肝	第三,饮酒量未达到酒精性脂肪性肝病限度。患者既往可能有饮酒史但现已戒酒半年以上,或每周饮酒量<210g,饮酒史<5 年。戒酒实验显示戒酒对病情和肝功能改变并无明显影响
	肝活检排除酒精性肝损伤	第四,尽管饮酒量低于 40g/d 的人其发生酒精性脂肪肝的危险性相对较小,但对于每日饮酒 20~40g 的患者如并存其他危险因素(如女性和 HCV 感染),也应谨慎考虑酒精性肝损伤可能。对于临床表现不典型或可能并发其他疾病而诊断不明确的可疑酒精性脂肪肝患者必须进行肝活检以排除酒精性肝损伤。故此在上述鉴别点中第三条和第四条有着更加重要的意义
结语		慢性病毒性肝炎合并非过量饮酒即非过量饮酒者患慢性病毒性肝炎,肝损伤由病毒性肝炎引发,而非酒精损害导致

100. 酒精性脂肪肝合并慢性病毒性肝炎如何诊断

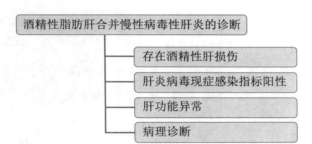

典型案例	张先生，50 岁，平时酷爱喝酒，饮酒史达 30 年之久，患有酒精性肝损伤，同时他又患有乙肝，肝功能显示 ALT、AST 和 GGT 升高，酒量减小后，肝功能仍然异常，他应诊断为酒精性脂肪肝合并慢性病毒性肝炎	
酒精性脂肪肝合并慢性病毒性肝炎的诊断	存在酒精性肝损伤	此即狭义的"酒精＋病毒性"肝病，即患者同时存在酒精性肝损伤以及病毒性肝炎。患者有长期习惯性或大量饮酒史，同时血清肝炎病毒现症感染指标阳性。有长期饮酒史，一般超过 5 年，折合乙醇量男性≥40g/d，女性≥20g/d，或 2 周内有大量饮酒史，折合乙醇量＞80g/d
	肝炎病毒现症感染指标阳性	血清肝炎病毒现症感染指标阳性且病毒复制活跃，乙肝病毒 DNA 定量分析、丙肝病毒 RNA 定量分析等指标明显升高
	肝功能异常	肝功能改变表现为 ALT、AST 和 GGT 升高，AST/AST 比值在 1 左右，戒酒后4周 ALT、AST＜120U/L 或低于原值的70%，但不能恢复到正常水平，GGT 明显下降但也较难恢复正常。反之，针对病毒繁殖进行针对性治疗也可以获得肝脏转氨酶的好转，例如进行核苷类似物抗病毒治疗后获得血清学应答即转氨酶下降，但亦不能降至正常，说明存在酒精性肝损伤因素
	病理诊断	病理是进行鉴别诊断的金标准，肝活检病理学可见酒精性和病毒性肝损伤征象合并存在。当"嗜酒和病毒感染"因素合并存在共同导致肝损伤时，去除任何一个因素都不足以阻止肝病进展
结语	酒精性脂肪肝合并慢性病毒性肝炎即患者同时存在酒精性肝损伤，并且血清肝炎病毒现症感染指标阳性	

101. 酒精性肝损伤如何与其他损伤因素区别

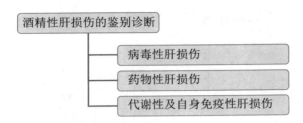

典型案例		尚先生，自觉肝区疼痛，到医院进行化验检查，发现肝功能异常、肝损伤较为严重，后来医生就追问他的病史，以便查明损伤原因，进行更好的治疗，原来他经常喝酒，因此他是酒精性肝损伤
酒精性肝损伤的鉴别诊断	病毒性肝损伤	鉴于肝炎病毒感染和酒精中毒为肝实质细胞损伤的两大主要病因，因此对于慢性肝炎患者应进行酒精性脂肪肝和 HBV、HCV 感染指标的筛查，并需获得详细的饮酒资料。临床医师应尽可能地准确判断每一例患者是嗜酒者发生慢性病毒性肝炎，还是酒精性脂肪肝合并 HBV/HCV 感染或两者并存，此外还需排除其他原因导致肝损伤的可能。鉴别诊断的目的不仅在于明确酒精性脂肪肝患者的肝损伤中是否有病毒感染的作用，还在于明确慢性病毒性肝炎患者的肝损伤中是否有酒精因素的参与，其最终目的是给予恰当的治疗
	药物性肝损伤	有数十种药物可能与脂肪肝有关，如肾上腺皮质激素、四环素、异烟肼、避孕药、减肥药、甲氨蝶呤、丙戊酸钠
	代谢性及自身免疫性肝损伤	至于其他原因导致肝损伤，即由某些工业毒物以及其他代谢性肝病、自身免疫性肝病等所致的肝损伤，常有相关肝损伤物质接触史以及特殊疾病史可供参考，实验室检查可有铁、铜代谢或免疫学紊乱的相关征象，肝功能损害能否逆转仅与去除这些病因及其原发疾病后能否得到有效控制有关，而与戒酒和抗病毒治疗关系不大
结语		酒精性肝损伤应该与病毒性肝损伤、药物性肝损伤以及其他代谢性、自身免疫性肝损伤进行鉴别

102. 非酒精性脂肪肝如何诊断

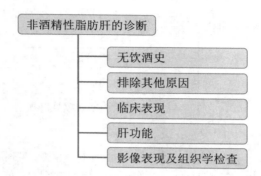

典型案例	房女士，29 岁，身材较胖，平时运动又少，到医院查体发现患有轻度脂肪肝，但是她临床上没有任何不适，肝功能化验检查也都是正常的	
非酒精性脂肪肝的诊断	无饮酒史	非酒精性脂肪肝是指排除酒精和其他明确的损肝因素所致的肝细胞内脂肪过度沉积为主要特征的临床病理综合征，与胰岛素抵抗和遗传易感性密切相关的获得性代谢应激性肝损伤。非酒精性脂肪肝的诊断须注意以下几个方面：无饮酒史或饮酒折含乙醇量男性每周＜140g，女性每周＜70g
	排除其他原因	除病毒性肝炎、药物性肝病、全胃肠外营养、肝豆状核变性等外可导致脂肪肝的特定疾病
	临床表现	除原发疾病临床表现外，可有乏力、消化不良、肝区隐痛、肝脾肿大等非特异性症状及体征；可有体重超重和（或）内脏性肥胖、空腹血糖增高、血脂紊乱、高血压等代谢综合征表现
	肝功能	血清转氨酶和 γ-谷氨酰转肽酶水平可有轻至中度增高（小于 5 倍正常值上限），通常以丙氨酸转氨酶（ALT）增高为主
	影像表现及组织学检查	脂肪肝的确诊有赖于影像学、组织学的检查。超声检查常表现为肝脏缘钝，回声弥漫性增强，肝内管道结构显示不清。CT 主要表现为肝实质密度弥漫性减低。如果肝活检组织学改变符合酒精性脂肪性肝病的病理学诊断标准，则诊断可成立
结语	非酒精性脂肪肝的诊断：①无饮酒史或饮酒折含乙醇量每周小于 140g（女性每周＜70g）；②排除其他可导致脂肪肝的特定疾病；③肝活检组织学改变符合脂肪性肝病的病理学诊断标准	

103. 非酒精性脂肪肝的临床分型有哪些？如何诊断

非酒精性脂肪肝的临床分型
非酒精性单纯性脂肪肝
非酒精性脂肪性肝炎
非酒精性脂肪性肝炎相关性肝硬化

典型案例	孔女士，35 岁，单位体检发现有轻度脂肪肝，但临床没有任何症状，也无饮酒史、长期服用药物史、肝炎病史等，考虑为非酒精性单纯性脂肪肝
非酒精性脂肪肝的临床分型及诊断	**非酒精性单纯性脂肪肝** 非酒精性脂肪肝在临床上按照病情的发展变化分为三个类型，也是三个阶段。第一是非酒精性单纯性脂肪肝：患者以前无大量长期饮酒史，且没有病毒性肝炎、药物性肝炎等其他疾病，在此基础上出现了肝功能异常、影像学显示肝脏脂肪变或者肝活检提示肝脂肪变即可考虑该诊断
	非酒精性脂肪性肝炎 第二是非酒精性脂肪性肝炎：在非酒精性脂肪肝的基础上，结合存在体重超重和（或）内脏性肥胖、空腹血糖增高、血脂紊乱、高血压等代谢综合征表现，或不明原因性血清 ALT 水平升高持续 4 周以上，则高度怀疑非酒精性脂肪性肝炎。如果 B 超或 CT 显示肝脏弥漫性脂肪肝或者肝脏组织学表现符合脂肪性肝炎则可形成诊断
	非酒精性脂肪性肝炎相关性肝硬化 第三是非酒精性脂肪性肝炎相关性肝硬化：这是最严重的一个阶段，影像学上出现了肝硬化的表现，且组织活检显示肝硬化的改变。早期肝硬化处于肝功能代偿期时，临床表现不明显，只表现为乏力等不适，而晚期肝硬化患者会出现肝功能失代偿的表现，可出现呕血、黑便、腹水、肝性脑病等
结语	非酒精性脂肪肝的临床分型包括三个阶段：非酒精性单纯性脂肪肝、非酒精性脂肪性肝炎、非酒精性脂肪性肝炎相关性肝硬化

104. B超如何鉴别非均匀性脂肪肝

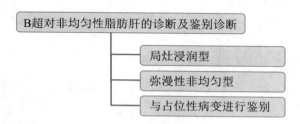

典型案例		田先生，体态肥胖，血脂也高，到医院查体，超声发现肝实质回声不均匀增强，内似见局灶性团块高回声，考虑不均匀性脂肪肝，但是为了排除患者肝内占位性病变，建议他进一步做CT检查
B超对非均匀性脂肪肝的诊断及鉴别诊断	局灶浸润型	非均匀性脂肪肝是脂肪肝的常见形式之一，多局限于一叶或数叶，呈扇形或不规则形，脂肪浸润与非浸润区混杂相间，病灶常延及肝脏表面；少数可呈球形或结节状，影像学检查易与实质肿瘤相混淆，为影像学鉴别的难点。一般表现为两种图像，其一是局灶浸润型：呈局部高回声或相对高回声区，边缘清楚，但不规则，似血管瘤。有时高回声占肝的一段或一叶
	弥漫性非均匀型	其二是弥漫性非均匀型：脂肪浸润占肝实质的大部分，呈高回声，不均匀，边缘不规整，其间夹杂正常或接近正常的肝组织，呈岛状相对低回声区（肝岛）。如未重视周围肝脏回声的增强，易将肝岛误认为"病灶"
	与占位性病变进行鉴别	局灶脂肪肝和脂肪肝中的肝岛均须与占位病变鉴别，前二者无占位效应，血管通行正常，对周围结构无推移挤压现象。间歇二次谐波成像声学造影对局灶病变与肿瘤的鉴别较有价值，造影后，原发性肝癌和肝转移瘤组织回声增强，肿瘤内的异常增生血管清楚显示，呈"蜘蛛网"状。对可疑超声声像图鉴别有困难患者可做CT平扫和增强以及MRCP扫描，必要时需行超声引导下经皮肝活检
结语		非均匀性脂肪肝在B超上主要表现为局灶浸润型和弥漫性非均匀型两种形式，局灶脂肪肝和脂肪肝中的肝岛均须与占位性病变鉴别

105. 肥胖性脂肪肝如何诊断

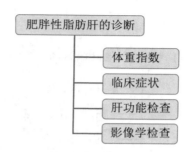

典型案例		刘先生，35 岁，身材稍胖，血脂略高，超声检查发现肝脏回声稍强，无临床症状，最后诊断为轻度脂肪肝，与肥胖有一定关系
肥胖性脂肪肝的诊断	体重指数	肥胖通常用"体重指数"这一指标来衡量。体重指数［BMI=体重(kg)/身高 ^{2}(m^2)］：正常人 BMI 18.5～22.9kg/m^2，≥23kg/m^2 为超重，23.1～24.9kg/m^2 为肥胖前期，25～29.9kg/m^2 为 I 度肥胖，≥30kg/m^2 为 II 度肥胖（重度）。肥胖、糖尿病及高脂血症等是非酒精性脂肪性肝病形成的危险因素，其中肥胖的影响是最大的
	临床症状	肥胖性脂肪肝患者多数无症状，部分可有食欲减退、恶心、乏力、肝区疼痛、腹胀、右上腹压迫感及胀满感等非特异性症状，肝区疼痛、右上腹压迫感及胀满感可能与肝内脂肪浸润导致肝脏肿大、肝被膜过度伸张有关。如果病变过重，进展为肝硬化失代偿期，可出现腹水、下肢水肿、胃底食管静脉曲张破裂出血以及蜘蛛痣等
	肝功能检查	肥胖性脂肪肝患者可出现血清转氨酶升高，且多在正常值上限的 2～3 倍，一般不超过正常值上限的 4～6 倍，以谷丙转氨酶升高为主。此外，肥胖性脂肪肝患者可有血清 γ-谷氨酰转肽酶轻度升高
	影像学检查	超声检查最经济方便，是首选检查手段。超声表现：轻度：前场回声加强，后场回声衰减不明显。中度：前场回声增强，后场回声衰减，肝内管状结构模糊。重度：肝脏明显增大，形态饱满，前场回声明显增强，后场回声衰减明显，甚至可呈现无回声区，轮廓不清，管状结构难辨认
结语		肥胖性脂肪肝主要根据体重指数、临床症状、肝功能检查及影像学检查进行诊断

106. 肥胖性脂肪肝如何与其他相关疾病相鉴别

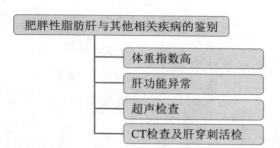

典型案例		曹女士，55岁，体态偏胖，常年高血脂，体检超声发现脂肪肝，抽血化验检查肝功能，发现谷丙转氨酶升高，该患者无饮酒及用药史，应为肥胖性脂肪肝
肥胖性脂肪肝与其他相关疾病的鉴别	体重指数高	肥胖是指体重超出了正常的体重指数范围，造成肝脏细胞的脂肪沉积，所以体重超过正常范围是其区别其他发病因素的重要原因
	肝功能异常	脂肪肝多有肝功能的异常，以谷丙转氨酶升高为主，且多在正常值上限的2～3倍，一般不超过正常值上限的4～6倍。如果血清转氨酶升高大于正常值上限的10倍，应警惕并排除急性病毒性肝炎、药物性或中毒性肝损伤、缺血性肝炎以及自身免疫性肝炎等。如果血清谷草转氨酶大于谷丙转氨酶的1.5倍，同时又有长期大量饮酒史应考虑为酒精性脂肪肝
	超声检查	B超对肥胖性肝病的诊断具有重要价值。当肝脏脂肪含量达50%以上时，B超诊断敏感性可达85%～95%，但仍有部分患者漏诊，故对肥胖伴血清转氨酶升高的患者即使B超无脂肪肝的表现仍应考虑肥胖性肝病的可能
	CT检查及肝活检	CT检查诊断脂肪肝的特异性高于B超，但其敏感性低于B超，一般CT检查能明确诊断的脂肪肝多为重度脂肪肝，故无进一步进行肝活检的必要，但对局灶性脂肪肝且不易与肝癌相鉴别的患者应进行肝活检。肝活检是诊断肥胖性疾病的金标准，CT检查、B超无助于单纯性脂肪肝、脂肪性肝炎及脂肪性肝纤维化的鉴别
结语		肥胖性脂肪肝需与药物性、酒精性、自身免疫性脂肪肝进行鉴别，主要依靠体重指数、肝功能及影像学检查

107. TWEAK 问卷对酒精性脂肪肝诊断有何意义

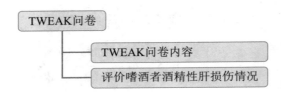

典型案例	孙先生，平时爱喝酒，后来自觉肝区不舒服，到医院就诊，医生让他填了一个调查问卷表，即 TWEAK 问卷，结果量表评价为肝损伤阳性，后来建议他做超声检查及抽血化验肝功能，超声发现患者有中度脂肪肝，肝功能多项指标也不正常，提示他酒精性脂肪肝肝损伤

TWEAK 问卷	**TWEAK 问卷内容**	TWEAK 问卷最初是用于孕妇过量饮酒筛查的，后经修订后可以用来评价嗜酒者酒精性肝损伤情况。其主要内容如下： （1）你是否每周饮酒 6 次或更多 （2）你的亲戚朋友是否因你饮酒而担心 （3）你是否有过清晨（刚睁眼后）起床第一件事就喝酒 （4）你是否有过发蒙或健忘的情况 （5）你是否觉得需要减少自己的饮酒量 前 2 个问题肯定回答为 2 分，后 3 个问题为 1 分，≥3 分为阳性
	评价嗜酒者酒精性肝损伤情况	TWEAK 问卷是通过自己和他人的综合评价对酒精性肝病损伤程度进行初步的判断，不涉及化验、检查等复杂操作，具有简便、安全、快捷的特点，能对肝损伤做出初步了解。该问卷对酒精损害者的灵敏度 87%，特异性达到 86%，而对酒精依赖的判断灵敏度 84%，特异性达到 86%。但是该问卷主观性强，而缺乏精确的客观分析，故容易因患者及周围人的不如实作答产生伪结果。当然，如果结合相关客观检验、检查将对病情诊断起到事半功倍的效果

结语	TWEAK 问卷主要是用来评价嗜酒者酒精性肝损伤情况，比较简单、安全、快捷。若结合患者相关的客观检查、检验结果，诊断会更准确

108. MAST 问卷对酒精性脂肪肝的诊断有何意义

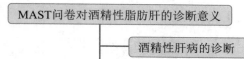

典型案例		高先生，45 岁，有 20 年饮酒史，近期表现出对酒的渴求，如果不喝酒会感到心中难受，坐立不安，还会有恶心、呕吐、出汗等症状，喝酒后，上述症状减轻，到医院就诊，医生怀疑他有酒精依赖，让他做了 MAST 调查问卷表
MAST 问卷对酒精性脂肪肝的诊断意义	酒精性肝病的诊断	有明确的饮酒史是诊断酒精性肝病（ALD）的基础，任何饮酒量超过 80g/d 的患者对其肝病病因应高度怀疑有酒精中毒可能。尽管饮酒量低于 80g/d 者发生 ALD 危险性较低，但对于每日饮酒 20～40g 的患者若并存其他因素（如女性、慢性嗜肝病毒感染），也应谨慎考虑酒精源性肝损伤的可能。此外，许多患者经常低报其每日饮酒量甚至否认饮酒史。为此必须通过客观的方法来证实其饮酒史并判断是否存在酒精中毒。目前诊断酒精中毒主要依靠当面询问或问卷筛查以及实验室筛查
	调查是否为酒精依赖	MAST 问卷积分 3 分以下提示非酒精依赖者，4 分则为可疑酒精依赖者，5～12 分为酒精依赖者，12 分以上为重度酒精依赖者。MAST 问卷实施方便，简单易行，为较好的筛查工具，可用于流行学调查，或在易感人群（如精神科门诊患者）中应用。以总分 5 分为界，可偿还出酒精依赖患者的敏感性甚高，但假阳性较多。作为筛查工具，主要要求高敏感性，以免遗漏可能的病例。检出的阳性对象，则应进一步检查确定，方能确定是否为真正的"病例"
结语		MAST 问卷主要用来判断患者是否为酒精依赖，实施起来比较方便，简单易行，为较好的筛查工具，可用于流行学调查

109. 小肠旁路术相关性脂肪肝如何诊断

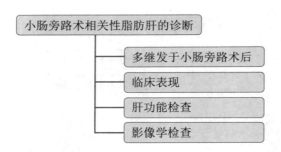

典型案例	韩女士，体重指数远远高于正常值，后来做了小肠旁路术进行减肥，体重是降下来了，但是后来查体发现患有轻度脂肪肝，这是由于术后营养吸收不良造成的	
小肠旁路术相关性脂肪肝的诊断	多继发于小肠旁路术后	小肠旁路相关性脂肪肝多继发于小肠旁路术后患者。小肠旁路术始于 20 世纪 60 年代中后期，用以治疗病态性肥胖，其中又以空肠回肠旁路术居多。此类手术减肥效果明显，可使增高的体重下降 60%~80%，且反弹率较低。但手术的死亡率高达 1%，且并发症多，如关节炎、皮炎、腹泻、营养不良，而在肝脏的并发症主要为脂肪性肝炎，有时还可进展为肝硬化，甚至导致肝功能衰竭。除了脂肪和蛋白质营养不良、碳水化合物摄入过多以及体内脂肪分解加速导致的游离脂肪酸增多与脂肪性肝炎发病有关外，肠道细菌过度生长及其继发的内毒素血症可能在肝损伤发生中也起重要作用
	临床表现	多数患者无症状，部分可有食欲减退、恶心、乏力、肝区疼痛、腹胀、右上腹压迫感及胀满感等非特异性症状
	肝功能检查	轻度脂肪肝时肝功能指标基本正常；中、重度脂肪肝时肝功能血清酶（特别是 ALT、AST）以及血清胆红素、血清胆碱酶可呈轻、中度升高
	影像学检查	B 超、CT 检查和 MRI 是研究较多的方法，且在大多数医院均具备这些仪器。其中 B 超经济、迅速、准确、无创伤，常作为脂肪肝的影像学检查首选项目
结语	小肠旁路术相关性脂肪肝的诊断主要考虑曾经小肠旁路术病史，在此基础上出现脂肪肝的一系列临床表现、肝功能、影像学等改变，并排除其他脂肪肝损伤因素	

110. Reye 综合征与脂肪肝有何关系

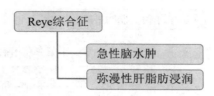

典型案例		宋女士的宝宝刚 4 岁，突然出现抽搐症状，到医院进行检查，发现肝脏肿大，回声增强，肝脂肪变性，考虑患有 Reye 综合征
Reye 综合征	急性脑水肿	Reye 综合征，即急性脑病合并内脏脂肪变性综合征，是一种急性、一时性、可逆性和自限性疾病。基本病变是急性脑水肿和弥漫性肝脂肪浸润。在病程中突然出现剧烈的头痛、频繁呕吐及烦躁不安的表现，之后神经系统症状快速进展，由开始时兴奋烦躁、精神错乱、嗜睡，转为惊厥、昏迷，甚至出现去大脑强直状态。随着病情的发展，部分患者病情逐渐恶化，意识障碍和颅内压增高进行性加重，最后可因发生脑疝和脑干功能障碍死亡。查体多无神经系统的局灶体征
	弥漫性肝脂肪浸润	发病机制尚不清楚，线粒体损伤和酶活性丧失是其病理基础。病理改变主要是弥漫性脑水肿和重度的肝脂肪变性，肝脏肿大，质地坚实。病理生理特点是广泛的急性细胞内线粒体功能障碍。肝脏线粒体的急性损伤最为严重，线粒体内许多酶与体内主要代谢过程密切相关，导致能量和氨基酸、脂肪酸、糖代谢障碍，如鸟氨酸氨甲酰基转移酶、氨基甲酰合成酶、丙酮酸脱氢酶减少，进而导致体内的氨不能转变为尿素，引起高氨血症；脂肪酸氧化受阻，造成脂肪在肝脏和重要脏器沉积、三羧酸循环中氧化磷酸化障碍，细胞产生 ATP 减少，直接影响脑等重要脏器功能。最突出的表现是肝脏外表呈黄色，提示肝内三酰甘油含量增高。光镜下可见肝细胞一致性胞浆泡沫样变成伴微泡状脂肪滴沉积。电镜下主要见线粒体肿胀和形态改变
结语		Reye 综合征病理改变主要是弥漫性脑水肿和重度的肝脂肪变性

111. Reye 综合征如何诊断

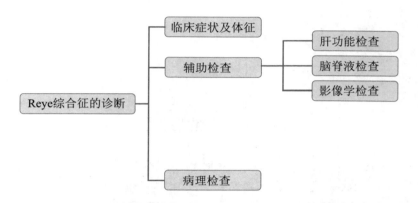

典型案例		孙妈妈的孩子今年 6 岁，平素身体健康，突然出现抽搐、惊厥、呕吐，脑 CT 检查发现弥漫性脑水肿，肝功能异常，肝脏增大，并有脂肪肝，诊断为 Reye 综合征
Reye 综合征的诊断	临床症状及体征	多数患儿年龄在 4～12 岁，6 岁为发病高峰，农村较城市多见。患儿平素健康，大多有上呼吸道感染等病毒性前驱疾病。往往在前驱疾病恢复过程中突然出现频繁呕吐，其后病情迅速加重，出现反复惊厥和进行性意识障碍，常在数小时内进入昏睡、昏迷至深度昏迷，严重者呈去大脑强直。患者多有颅内压增高，若出现呼吸节律不规则或瞳孔不等大，要分别考虑并发枕骨大孔疝或天幕裂孔疝，若抢救不及时，很快死亡。一般无神经系统定位体征，肝脏可有轻、中度肿大，也可不大，虽然肝功能显著异常但临床无明显黄疸表现
	辅助检查	（1）肝功能检查：转氨酶增高、高氨血症、高脂血症及凝血功能障碍，婴幼儿易有低血糖 （2）脑脊液检查：脑脊液压力升高，但常规、生化检查正常 （3）影像学检查：头颅 CT 弥漫性或局部性水肿表现 　本病虽有急性脑病各种临床表现，但根据其显著的肝功能异常，脑脊液无明显变化等，可与化脓性、结核性或病毒性脑膜炎区别；又根据本病肝功能虽异常但无黄疸，可与重症肝炎、肝性脑病相鉴别。某些遗传代谢病如尿素循环酶缺陷、有机酸尿症可酷似 Reye 综合征表现，可通过病史，针对代谢病的尿液筛查，以及遗传学诊断进行鉴别
	病理检查	肝细胞内有大量脂肪滴，电镜下观察可见线粒体膨大以及致密体的减少或消失等
结语		Reye 综合征主要是根据临床表现、辅助检查及病理检查做出诊断

112. 什么是 Zieve 综合征？如何诊断

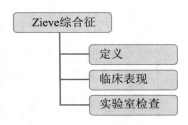

典型案例		王先生，饮酒史 30 年，近期饮酒后出现恶心、呕吐、上腹疼痛，并出现皮肤及巩膜黄染，胆固醇及三酰甘油高，影像学检查发现肝硬化，诊断为 Zieve 综合征
Zieve 综合征	定义	Zieve 综合征又称为酒精性高脂血症综合征、黄疸一过性高脂血症–溶血性贫血综合征、酒精中毒高脂血症溶血综合征。本病是酒精性肝病的特殊类型，在我国非常罕见，随着经济发展，人民生活水平的提高以及临床医师认识程度的加深，预计该病会逐渐增多。Zieve 综合征是与长期大量饮酒有关的溶血性贫血、黄疸以及高脂血症的三联征
	临床表现	该病表现为常在大量饮酒后出现恶心、呕吐、纳差及上腹疼痛。查体有肝脏肿大，质地中等并有压痛，少有脾脏肿大，皮肤及巩膜黄染。晚期可出现肝硬化表现，如腹水、肝掌、蜘蛛痣等。停止饮酒后可有震颤与谵妄
	实验室检查	血红蛋白降低，网织红细胞增多；红细胞形态改变，如大红细胞、球形红细胞、靶细胞等；红细胞脆性增加；尿液分析呈血红蛋白尿及含铁血黄素尿等溶血性贫血表现；骨髓检查红细胞系统增生活跃；血脂增高，其中以胆固醇、磷脂及三酰甘油为著；血清胆红素增加，碱性磷酸酶增高，肝功能异常；肝活检有脂肪浸润及肝硬化改变。在临床工作中要加强该病的诊断意识，凡是遇到溶血性贫血、黄疸、高脂血症加上长期饮酒的病史等，即可考虑 Zieve 综合征。但如果患者存在腹水、肝功能异常等其他表现，常误诊为其他疾病而忽略本病。Zieve 综合征戒酒后可康复，预后良好
结语		Zieve 综合征又称为酒精中毒高脂血症溶血综合征，主要根据临床表现及实验室检查进行诊断

治 疗 篇

113. 脂肪肝需要治疗吗

```
脂肪肝需要治疗的原因
         ├── 酒精性脂肪肝容易发展为肝硬化
         ├── 单纯性脂肪肝可发展为脂肪性肝炎
         └── 可并发糖尿病、高血压、冠心病等
```

典型案例		鲁先生，由于常年大量饮酒，患有酒精性脂肪肝，医生给他的建议是戒酒，或尽量不要空腹饮酒，但是由于工作需要，他的应酬很多，继续喝酒是免不了的，结果后来发展为肝硬化，后悔莫及
脂肪肝需要治疗的原因	酒精性脂肪肝容易发展为肝硬化	很多人认为脂肪肝是富贵病，于健康无大碍，无需治疗。酒精性脂肪肝是由于长期大量饮酒导致的肝脏疾病。多年前曾有一患者诊断为酒精性脂肪肝，未引起重视，仍不停地喝酒应酬。当感到腹胀纳差来就诊时，已发展到了肝硬化腹水。治疗酒精性脂肪肝的原则是：戒酒和营养支持，减轻酒精性肝病的严重程度
	单纯性脂肪肝可发展为脂肪性肝炎	不仅酒精性脂肪肝可以影响人体健康，非酒精性脂肪肝也并非良性疾病。事实上，即使是单纯性非酒精性脂肪肝，也因为脂肪肝比正常肝脏脆弱，更容易受到药物、工业毒物、酒精、缺血以及病毒的伤害，从而导致其他类型肝病发生率增高。单纯性脂肪肝转化为肝硬化的概率较低，但是脂肪性肝炎的预后较差。10 年随访表明，16%的非酒精性脂肪性肝炎会发展为肝硬化，最后死于肝硬化、肝癌的约 3%左右
	可并发糖尿病、高血压、冠心病等	除了肝脏疾病之外，脂肪肝的出现还意味着体内脂代谢紊乱已较为严重，很容易并发高脂血症、糖尿病、高血压，最后发生冠心病、脑卒中的可能性也很大。所以，患了脂肪肝不能不当回事，应该及时到医院诊治
结语		脂肪肝如果不控制和治疗，可能会发展为肝硬化、肝炎，也会继发高血压、糖尿病，因此，需要引起注意

114. 脂肪肝没有症状也需要治疗吗

无症状脂肪肝需要治疗的原因

多数脂肪肝患者没有特异性症状

症状的轻重与脂肪肝严重程度不相关

脂肪肝严重程度不能反映肝脏坏死程度

典型案例		施先生在单位体检时偶然发现患有脂肪肝，他平时没有任何不适的症状，抽血查肝功能时发现肝功能已经受到严重影响，及时就医后，病情才没有进展
无症状脂肪肝需要治疗的原因	多数脂肪肝患者没有特异性症状	许多在健康体检中发现轻至中度脂肪肝的患者，平时并没有任何不适的症状，血清转氨酶正常或轻度异常。这些患者往往会前来询问，脂肪肝没有症状也需要治疗吗？可以肯定地说，脂肪肝没有症状也需要治疗。事实上，大部分脂肪肝患者是没有特异性症状的，即使有也只是右上腹胀痛、乏力等轻微的不适
	症状的轻重与脂肪肝严重程度不相关	脂肪肝症状的轻重与脂肪肝的严重程度并无相关性。有的脂肪肝很严重，但患者却没有任何不适。当脂肪肝患者出现持续较高或反复波动的转氨酶，或伴有严重肥胖尤其是腹部肥胖、血糖异常时，脂肪性肝炎存在的可能性很大。持续不愈的脂肪性肝炎往往会导致肝纤维化和肝硬化。脂肪肝的出现还意味着体内脂代谢紊乱已较为严重，很容易并发高脂血症、糖尿病、高血压。所以，无症状脂肪肝，也应及时到医院诊治
	脂肪肝严重程度不能反映肝脏坏死程度	临床上很多患者的轻度或中度脂肪肝是由 B 超诊断的，这反映的仅仅是肝脏脂质蓄积的程度，并不能如实反映肝脏炎症坏死的程度，并且每位医生肉眼观察脂肪肝严重程度也存在一定的误差
结语		脂肪肝患者即使没有症状，也应该及时就诊，因为脂肪肝症状的轻重与疾病的严重程度并无相关性

115. 脂肪肝需要长期综合性治疗吗

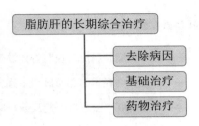

典型案例	陈女士，身材较为肥胖，她患有脂肪肝，血脂也高，医生给她的建议是不同脂肪肝治疗方式不同，她这种肥胖性脂肪肝的治疗不能急于求成，第一步应该先通过饮食控制以及运动治疗逐步地将体重减下去，第二步是辅以药物治疗

脂肪肝的长期综合治疗	去除病因	脂肪肝是慢性病，需要长期治疗。一般各种药物治疗最好维持 3~6 个月，而戒酒、控制体重、合理的饮食和运动等基础治疗对于任何一个脂肪肝患者来说都是应该终身坚持的。脂肪肝的治疗是一个综合性的治疗，包括以下几点：第一是去除病因：包括戒酒、控制体重等，是脂肪肝的最根本治疗
	基础治疗	第二是基础治疗：包括合理均衡的饮食、中等量的有氧运动、纠正不良的生活行为等，对脂肪肝的康复有着重要的意义。饮酒引起的脂肪肝需禁酒、纠正营养不良状态，应高热量、高蛋白饮食，补充少量维生素，减少单糖和多价不饱和脂肪酸，补充适量必需脂肪酸，脂肪不超过总热量 15%~20%。肥胖、糖尿病、高脂血症导致的脂肪肝需要运动疗法
	药物治疗	第三是药物治疗：可选用的药物包括改善胰岛素抵抗的药物、减肥药物、调控血脂的药物以及保肝药物等。胆碱及 L-肉碱：适合营养不良性脂肪肝；S-腺苷蛋氨酸：适合于恶性营养不良、肝毒素、酒精性脂肪肝；氨基酸：适合恶性营养不良、蛋白质-热量营养不良性脂肪肝。需要指出的是，迄今为止尚无治疗脂肪肝的特效药物问世。因此，脂肪肝强调的是综合治疗
结语		脂肪肝的治疗包括多个方面，需长期治疗，首先针对病因进行综合治疗，然后是饮食治疗、运动疗法、药物治疗

116. 脂肪肝的治疗方法有哪些

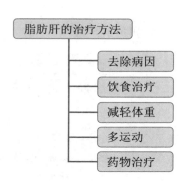

典型案例		郑先生患有脂肪肝,他一直担心脂肪肝会治不好,后来医生建议他少饮酒、多运动、少吃肥肉,结果半年下来,他的体重减了 10 斤,脂肪肝也变成轻度了
脂肪肝的治疗方法	去除病因	许多患者发现脂肪肝后不上医院看病,认为没有特效药,是治不好的。的确,有不少脂肪肝患者长期就诊于多家医院,尝试了不少药物,但就是不见好转。脂肪肝治疗应根据病因进行治疗。单纯性脂肪肝是各种肝毒性损伤的早期表现,如果能及时去除病因、进行控制,肝内脂肪沉积在数月内就可完全消退。比如,对于酒精性脂肪肝,戒酒绝对有效;对于多数药物性脂肪肝,在及时停药后亦可康复;而对于肥胖性脂肪肝,如能有效控制体重,则肝内脂肪沉积很快消退
	饮食治疗	饮酒引起的脂肪肝:禁酒、纠正营养不良状态,需要高热量、高蛋白饮食,补充少量维生素,减少单糖和多价不饱和脂肪酸;与肥胖相关的脂肪肝,需低热量饮食,配合运动;糖尿病或高脂血症者需低胆固醇、高纤维素饮食
	减轻体重	减重可改善肥胖伴有的高胰岛素血症、胰岛素抵抗、糖尿病、高脂血症,使脂肪肝消退;每降低 1%体重转氨酶下降 10%,4～6 个月内减重 10%可使转氨酶恢复正常
	多运动	运动疗法去除的主要是腹部、内脏脂肪,伴随三酰甘油、低密度脂蛋白胆固醇下降及高密度脂蛋白胆固醇升高,改善糖耐量
	药物治疗	降血脂药物:血脂康、辛伐他汀、普伐他汀;多烯不饱和脂肪酸类药物:多烯酸乙酯胶丸
结语		脂肪肝是可以治好的,治疗方法有多种,应根据不同的病因进行治疗

117. 脂肪肝的根本治疗是病因治疗吗

病因治疗是脂肪肝的根本治疗
└─ 脂肪肝是由多种疾病引起的
└─ 治疗的关键在于控制原发病

典型案例	屈女士，患有脂肪肝，她的主要原因是肥胖、血脂高，开始时她主要是吃降脂药，但是效果不是很理想，后来她听从医生的建议，控制饮食及体重，多运动，结果脂肪肝由中度变成了轻度	
病因治疗是脂肪肝的根本治疗	脂肪肝是由多种疾病引起的	脂肪肝是一种由多种疾病引起的获得性疾病，去除病因和积极控制原发病对脂肪肝的防治至关重要。轻中度脂肪肝，即使已发展到了脂肪性肝炎和肝纤维化，如能去除病因、控制原发疾病，肝组织学改变仍可好转，甚至完全恢复。引起脂肪肝的原因主要包括：酒精性脂肪肝、药物性脂肪肝、营养不良性脂肪肝、肥胖性脂肪肝、全胃肠外营养所致的脂肪肝、慢性肝炎引起的脂肪肝、小肠改道手术所致的脂肪肝
	治疗的关键在于控制原发病	戒酒对于酒精性脂肪肝有很好的疗效，肝内脂肪沉积一般在戒酒数周或数月内完全消退。大多数药物性脂肪肝在及时停用相关药物2~3个月内可恢复正常，营养不良及蛋白质–热量不足引起的脂肪肝，通过饮食补充蛋白质或氨基酸以及足够的热量后，肝脏病变可迅速逆转。肥胖性脂肪肝的关键在于有效控制体重。全胃肠外营养所致的脂肪肝应避免过高热量及过多脂肪乳剂输入，并尽早开放经口饮食。慢性肝炎患者不论病情轻重，一味强调加强营养、静养休息，均可诱发脂肪肝，所以应尽可能避免这些因素。小肠改道手术所致的脂肪肝重新做吻合手术，恢复改道前情况，可以使脂肪肝逆转
结语	引起脂肪肝的原因有很多种，去除病因、控制原发病是治疗脂肪肝的根本方法	

118. 脂肪肝的病因治疗有哪些注意事项

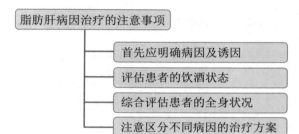

典型案例		白女士，29岁，因长期减肥导致营养不良，结果查体发现有轻度脂肪肝，后来医生根据她的身体状况及发病原因，建议她多补充营养
脂肪肝病因治疗的注意事项	首先应明确病因及诱因	对于大多数脂肪肝患者首先应明确脂肪肝可能的病因及诱因，尤其要注意容易被忽视的因素，如药物的不良反应、接触工业毒物中毒、左旋肉碱缺乏、胃肠外营养、甲状腺功能亢进或减退、妊娠呕吐、重度贫血以及心肺功能不全的慢性缺氧状态等
	评估患者的饮酒状态	其次就是评估患者的饮酒状态，完全不饮酒当然可以排除酒精性脂肪肝，而明确酒精性肝病的诊断，饮酒的量和时间也有标准。并且，不能完全依赖患者主诉的饮酒量，而是要通过临床表现、体征、实验室检查来综合判断有无酒精依赖
	综合评估患者的全身状况	另外，要综合评估患者的全身状况，比如是否伴有糖尿病、高血压、高脂血症、冠心病、脑血管病变等。对于大多数非酒精性脂肪肝的患者来说，并存的心脑血管疾病应考虑优先治疗
	注意区分不同病因的治疗方案	同时要注意区分不同病因及不同起病形式的脂肪肝治疗方案的不同，如急性脂肪肝与慢性脂肪肝、酒精性脂肪肝与非酒精性脂肪肝、营养不良性脂肪肝与营养过剩性脂肪肝的治疗原则截然不同。例如，急性脂肪肝需要立即收入重症监护病房进行抢救，而慢性脂肪肝则重在寻找病因和健康宣教及生活方式干预
结语		脂肪肝治疗需要根据不同病因采取不同的治疗方案

119. 戒酒能否逆转酒精性肝病

```
┌─────────────────────────┐
│ 戒酒对酒精性肝病的影响 │
└─────────────────────────┘
        ┌──────────────────────┐
        │ 可逆转酒精性脂肪肝 │
        └──────────────────────┘
        ┌──────────────────────┐
        │ 可减轻酒精性肝炎的程度 │
        └──────────────────────┘
        ┌────────────────────────────┐
        │ 可提高酒精性肝硬化的5年生存率 │
        └────────────────────────────┘
```

典型案例		马爷爷，由于长年饮酒，患有高血压、高血脂、心脏病、脂肪肝，医生建议他戒酒，只有这样才能改善他现在的身体状况，后来他听了医生的建议，彻底把酒戒掉了，结果血脂和肝功都恢复正常了
戒酒对酒精性肝病的影响	可逆转酒精性脂肪肝	迄今尚无治疗酒精性肝病的特效药物，戒酒仍然是最为有效的治疗措施，戒酒可以逆转酒精性脂肪肝。实践证明，酒精性肝病的预后主要取决于患者能否长期坚持戒酒。但是，戒酒并不容易，目前并没有一种可以抑制饮酒欲望的药物。对于已有酒精依赖和戒酒综合征的患者，戒酒更为困难，而且容易复发
	可减轻酒精性肝炎的程度	酒精性脂肪肝患者戒酒后 2～4 周就可恢复或明显改善，肝功能异常以及肝脏肿大均可以较快恢复正常。酒精性肝炎的患者，在经历一段时间的戒酒、休息后，肝功能异常和肝脏肿大，也可恢复正常或好转。国外有报道，酒精性肝炎 7 年生存率在减少饮酒者为 80%，而在继续嗜酒者为 50%
	可提高酒精性肝硬化的 5 年生存率	轻微肝纤维化者，戒酒后也可不继续发展。但肝硬化已充分形成而且有门静脉高压、食管静脉曲张者，戒酒就很难逆转肝脏病变了，但是还是可以改善肝病活动程度。酒精性肝硬化比其他类型肝硬化的预后好，但也取决于酗酒者能否戒酒
结语		戒酒可逆转酒精性脂肪肝、减轻酒精性肝炎的程度、提高酒精性肝硬化的 5 年生存率，因此戒酒是脂肪性肝病有效的治疗措施

120. 哪些药物可以帮助戒酒

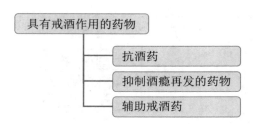

典型案例		李先生，年轻时挺爱喝酒，后来发现血脂高，决定戒酒，但是他发现自己的意志不够强大，后来咨询医生后服用抗酒药，酒量及酒瘾逐渐减小，终于把酒彻底戒掉了，血脂也逐渐趋于正常
具有戒酒作用的药物	抗酒药	抗酒药并不是抵抗酒精在体内的作用，即使用抗酒药也不能使患者减少饮酒的欲望。该类药物主要使酒精消耗后产生乙醛在体内堆积，引起乙醛中毒的典型潮红反应，患者会出现颜面潮红、头痛、头晕、恶心、呕吐、呼吸困难、出汗、脉率增加、血压下降、意识不清甚至癫痫发作，从而使饮酒者不敢饮酒或不敢过多饮酒。常用的抗酒药有双硫仑。近年来研究显示该药的不良反应多、依从性较差，疗效不确定。偶有肝毒性，抑制肝细胞药物代谢酶，导致药物相互作用。因此，该药应慎重使用，应该在医生指导下服用
	抑制酒瘾再发的药物	纳曲酮是一个口服的阿片受体拮抗剂，可以减少酒精引起的心理强化刺激，从而减少饮酒的欲望，可用于高度酒瘾者，并且能抑制酒瘾再发。该药肝毒性较少，给药方便，用量较小，近年来国外应用较多
	辅助戒酒药	Acamprosate 是一个较新的辅助戒酒药，它是水溶性牛磺酸衍生物，可透过血脑屏障抑制谷氨酸神经递质，减少酒精诱导的神经高兴奋性。不良反应少而轻，而且不通过肝脏代谢，肝衰竭时药代动力学无改变。除了终末期肝硬化外，对其他绝大部分酒精性肝病患者耐受良好
结语		可以帮助戒酒的药物包括：抗酒药、抑制酒瘾再发的药物等，常用药物是双硫仑、纳曲酮

121. 如何治疗酒精性依赖

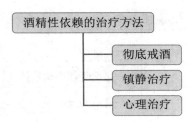

典型案例		郭先生长期饮酒，后来逐渐成瘾，每天不饮酒就全身不舒服，心中难受，坐立不安，对饮酒失去控制力，甚至会出现肢体震颤、恶心、呕吐、出汗等症状，而恢复饮酒后这些症状就会迅速消失，后来到医院就诊才知道他已经患有酒精依赖症
酒精性依赖的治疗方法	彻底戒酒	酒精依赖是机体和酒精相互作用所产生的精神身体状态。医学界认为，酗酒与吸毒本质上都属于药物滥用。酒精依赖的患者如要突然不饮酒会出现生理功能障碍，这一点类似于吸毒者戒毒时的表现。对戒酒期间出现的各种反应，应当予以及时处理，严重时可住院治疗，以防治戒酒综合征。治疗的最终目的是不用酒精而恢复和维持患者心理和生理平衡。戒酒是治疗酒精性肝病的最紧要环节，而酒精依赖症的有效治疗是能否达到戒酒目标的关键
	镇静治疗	酒精依赖患者发生戒酒综合征是一种可怕的体验，要在友善而安静的环境中，镇静而坚定地给予治疗。镇静剂需要从早期开始使用。但戒酒综合征控制后，不能长期使用镇静剂，因为这类药物本身有成瘾的倾向。对于严重的酒精依赖症患者还要补充足够的液体和热量，维持电解质和酸碱平衡，并补充维生素和适当加用保肝药物
	心理治疗	戒酒综合征可以持续 1～2 个月，不过通常 1 周左右消失。进一步就是对患者的精神依赖从心理和社会方面给予照顾，恢复患者的自信，重新获得身体、心理和社会的平衡。患者及其亲人必须予以足够的认识和重视
结语		酒精依赖症最重要的就是彻底戒酒和镇静，需要患者家人的配合和精神支持，并能给患者心理上的正能量

122. 肥胖性脂肪肝患者控制体重有哪些注意事项

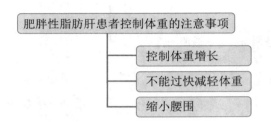

典型案例		刘先生原来体重是 75kg，腹围偏大，患有轻度脂肪肝，后来决定减肥，半年下来体重减到 68kg，腹围也小了，再次体检发现脂肪肝也没有了
肥胖性脂肪肝患者控制体重的注意事项	控制体重增长	基于肥胖与脂肪肝关系密切，对于体重超重和肥胖以及近期内体重增长过快的脂肪肝患者，必需考虑减肥治疗。事实证明，减肥不但可以防治胰岛素抵抗和代谢综合征及其相关的心脑血管疾病，而且可以有效防治肥胖相关肝病。控制体重对病毒性肝炎的防治也有积极的影响，对于乙型肝炎病毒携带者合并肥胖性脂肪肝，减肥可使脂肪肝逆转、转氨酶恢复正常
	不能过快减轻体重	肥胖性脂肪肝患者不能过快减轻体重，最好能在半年内使基础体重下降10%左右，此时，肝内脂肪沉积可完全消退，同时肿大的肝脏回缩，肝功能恢复正常。对于肥胖相关的转氨酶增高的治疗，并非使用联苯双酯、垂盆草等降酶药物，而是减肥治疗。一般情况下，体重每下降1%，血清转氨酶可降低8.3%，体重下降10%，增高的转氨酶多能恢复正常，而体重持续增长者其转氨酶往往仍高居不下
	缩小腰围	需要注意的是，减肥的目标不仅仅是减轻体重，更重要的是缩小腰围，腰围的缩小意味着中心性肥胖得到控制，胰岛素抵抗得到改善，糖脂代谢紊乱得到纠正，而这些正是脂肪肝、高脂血症、糖尿病甚至心脑血管疾病的发病基础。所以，腰围的缩小对脂肪肝的好转更有意义
结语		肥胖性脂肪肝患者应控制体重，减肥不能过快，半年内体重下降10%即可，最好能缩小腰围

123. 哪些方法有助于肥胖性脂肪肝患者减肥

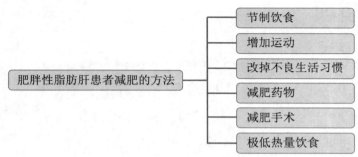

肥胖性脂肪肝患者减肥的方法
- 节制饮食
- 增加运动
- 改掉不良生活习惯
- 减肥药物
- 减肥手术
- 极低热量饮食

典型案例		屈先生，身材高大，体态肥胖，重达 115kg，患有重度脂肪肝，后来他开始每天跑步，并且每顿饭吃七分饱，一年下来，体重减到 80kg，再次复查发现脂肪肝明显减轻了
肥胖性脂肪肝患者减肥的方法	节制饮食	控制饮食的量，旨在达到和维持理想体重。控制总热量，每餐七八分饱足矣。据统计，肥胖成人若将每天的热量摄入减少20%～30%，每周体重可减轻 0.5kg
	增加运动	运动可有效减少内脏脂肪、改善胰岛素抵抗，进而减少肝内脂肪沉积。对有转氨酶升高的脂肪肝患者而言，少活动、多休息并不是明智的做法，唯有适当加强锻炼才能促进肝功能的尽快恢复
	改掉不良生活习惯	肥胖是一种类似于糖尿病和高血压的慢性病，需要长期，甚至终身接受治疗。尽管少数患者可能对某些治疗方法特别有效，但是大多数患者需要综合治疗。患者需要改掉不良生活习惯，并在医生的指导下制定合理的健康目标，力争改变自己的饮食习惯、生活方式，适当参加能持之以恒的体育活动
	减肥药物	减肥药物仅仅起辅助治疗作用，其对肥胖性肝病的治疗效果和安全性尚待考察，主要用于中重度肥胖，特别是合并血脂、血糖、血压升高者
	减肥手术	减肥手术也是辅助治疗方法，目前最常用的减肥手术是胃成形术，仅用于少数重度顽固性肥胖患者
	极低热量饮食	极低热量饮食即饥饿疗法，也是辅助治疗的一种，因为不良反应大，会造成营养不良，也会使肝病加重，因此一般不主张用于肝病患者
结语		肥胖性脂肪肝患者最重要的就是控制饮食，减轻体重，增加运动

124. 减肥的注意事项有哪些

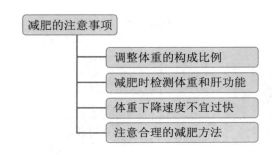

典型案例	某演员为了更适合一个角色,需要短期减肥瘦身,因此一个月内只吃水果、蔬菜,不吃主食、肉类等,一个月后,体重骤然下降 10kg,虽然体重是减下来了,但这是很危险的,期间他还因低血糖晕倒过

减肥的注意事项	调整体重的构成比例	对于中重度肥胖者而言,要让体重和腰围完全恢复正常往往是不现实的,因此不一定要以它作为减肥的最终目标。对于体重超重和轻度肥胖者,要做的仅仅是调整体重的构成比例,减少脂肪特别是腹部脂肪的含量,增加肌肉的成分,而并不是减轻体重。对于体重迅速增长的个体,则仅仅需要控制体重增长的势头即可
	减肥时检测体重和肝功能	尽管肥胖是脂肪肝肯定的危险因素,减肥对脂肪性肝病和肝功能的改善并非绝对有效。少数病例减肥后肝组织炎症、坏死和纤维化加重,甚至导致肝功能衰竭和死亡。因此,减肥时需要监测体重和肝功能,有发生肝衰竭可能的需要肝活检协助诊断
	体重下降速度不宜过快	目前认为,体重下降速度是决定肝组织学改善或恶化的关键因素,每月体重下降超过 5kg 可导致肝病恶化,而每月体重下降小于 0.45kg 往往说明减肥措施无效
	注意合理的减肥方法	减肥方法对肝脏的影响也不容忽视。临床上,经常可以遇到因服用减肥保健品和减肥中成药导致药物性肝损伤的病例。对于非酒精性脂肪性肝炎和(或)肥胖性脂肪肝体重快速下降者,加用适当的保肝药物有助于防治药物性肝病和肝病恶化
结语		减肥应以健康为前提,注意调整体重的构成比例、检测肝功能、速度不宜过快

125. 哪些药物可以帮助减肥

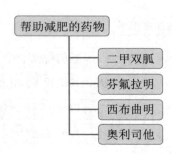

| 帮助减肥的药物 |
| 二甲双胍 |
| 芬氟拉明 |
| 西布曲明 |
| 奥利司他 |

典型案例	赵女士，为了维持苗条身材，经常服用减肥药，当然，效果是有的，但是多数医生建议，减肥不要只依赖减肥药，最好是从饮食、运动方面多注意，这样既达到减肥的目的，又能保证身体健康
帮助减肥的药物	二甲双胍　它不仅仅是一种治疗糖尿病的药物，而且可以减轻体重、改善胰岛素抵抗、改善糖脂代谢紊乱。目前已广泛应用于代谢综合征相关疾病的治疗，同时也被认为是一种减肥辅助药物。在众多的临床研究中，与磺酰脲类药物相比，二甲双胍可使体重指数（BMI）下降 2%～4%
	芬氟拉明　若干年前，芬氟拉明和右芬氟拉明等药物由于减肥效果显著，在西方社会曾广泛使用。但是由于其难以令人接受的毒性和不良反应，已于 1997 年从美国市场上撤除
	西布曲明　西布曲明是一种中枢性食欲抑制剂，可以增加饱腹感，还可以促进能量消耗，从而起到减肥作用。对于合并 2 型糖尿病的肥胖患者，可以调节血糖、改善胰岛素抵抗。西布曲明的主要不良反应有头痛、口干、便秘、失眠及血压增高
	奥利司他　奥利司他是 1999 年被美国 FDA 批准的减肥药，其作用机制为抑制胃和胰腺的脂肪酶，使其不能降解饮食中的脂肪，导致饮食中约 30% 的脂肪不被吸收而排出体外，大约每日减少 200kcal 的热量摄入。该药物减肥速度虽然比食欲抑制剂缓和，但是疗效肯定，安全性高，可以长期服用
结语	常用的减肥药物有二甲双胍、芬氟拉明、西布曲明、奥利司他等

126. 如何预防减肥后体重反跳

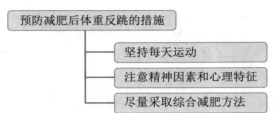

典型案例		莫先生的体重严重超标，还患有脂肪肝，为了减肥，他开始每天锻炼身体，并且尽量低热量饮食，半年下来，他成功减掉 15kg，后来他放松了警惕，没控制好饮食，一个月内体重又恢复到了减肥前，这让他很困惑，也很懊恼，后来他才明白，减肥如果不长期坚持，很容易反跳
预防减肥后体重反跳的措施	坚持每天运动	尽管目前多数减肥治疗近期效果尚可，但远期疗效较差，停止治疗后，患者的体重大多很快恢复到减肥前的水平。肥胖者体重减轻以及反跳导致的体重增加，这种反复称为体重循环。运动疗法对预防体重循环的发生有重要意义。许多研究表明，初期阶段减肥速度越快，体重反跳及诱发心脑血管和脂肪性肝炎的概率也越大，长期维持标准体重就越困难。因此，在考虑肥胖者长期预后时，不应仅注意肥胖的并发症，还要考虑体重循环以及肥胖难治化等问题
	注意精神因素和心理特征	在诸多与体重反跳相关的原因中，精神因素和心理特性较为重要，为此，应将初期减肥目标控制在减轻 10%～15%体重以内，在此减肥程度可以明显改善健康状况
	尽量采取综合减肥方法	减肥尽量采取综合治疗，不仅仅是简单的限制饮食量（比如不吃主食），而是科学合理的调整饮食结构、改变不良的饮食习惯，同时一定要配合中等量的运动。建议每月体重下降不超过 5kg，否则欲速则不达。药物减肥和手术减肥一定要慎重
结语		减肥后体重反跳很常见，因此减肥是个需要长期坚持的过程，多进行运动及采用健康的减肥方式有助于预防减肥后体重反跳

127. 怎样治疗伴随糖尿病的脂肪肝

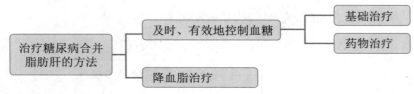

典型案例	刘先生患有糖尿病和脂肪肝，后来他开始从饮食上控制血糖，并注射胰岛素，血糖一直控制得不错，他又吃了降血脂的药，脂肪肝也减轻了	
治疗糖尿病合并脂肪肝的方法	及时、有效地控制血糖	（1）应该进行基础治疗，即控制饮食、增加运动、改变不良生活方式。在基础治疗不能奏效的情况下，应使用药物治疗 （2）在糖尿病的不同阶段，使用药物也不同。轻度的2型糖尿病患者可选用一种能改善胰岛素抵抗的药物，这些药物包括双胍类（二甲双胍等）及胰岛素增敏剂（马来酸罗格列酮、盐酸吡格列酮等）。如无效，可联合应用改善胰岛素抵抗的药物和餐后血糖调节剂（阿卡波糖等）。血糖控制仍不理想，可再加用胰岛素分泌剂，即各种磺脲类口服降糖药。病情更严重者，应该口服降糖药与胰岛素联合治疗。糖尿病后期胰岛素分泌衰竭的患者，则需要胰岛素替代治疗
	降血脂治疗	多数糖尿病合并脂肪肝患者常伴有高三酰甘油血症，应用降脂药物。但糖尿病脂代谢紊乱主要由于代谢综合征时，胰岛素抵抗状态下，外周脂肪细胞功能紊乱，脂肪分解增加导致的血脂增加，纠正胰岛素抵抗状态是降低高三酰甘油血症的根本。因此对于这类患者，并不急于加用降血脂药物，而是先给予饮食和运动治疗，并用二甲双胍等药物改善胰岛素抵抗状态。如效果不显著，而且血脂呈中重度增高，可加用贝特类等降血脂药物
结语	糖尿病及时得到诊断和治疗，血糖控制良好时，可促进肝内脂肪浸润消退，因此对于糖尿病合并脂肪肝患者，应强调血糖的及时有效控制	

128. 哪些药物可以改善胰岛素抵抗

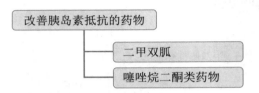

典型案例		王阿姨和赵叔叔都患有糖尿病，给他们注射相同剂量的胰岛素，王阿姨血糖明显下降，而赵叔叔则效果不明显，赵叔叔其实就是发生了胰岛素抵抗
改善胰岛素抵抗的药物	二甲双胍	胰岛素抵抗简单地讲就是胰岛素的生物作用遭到了"抵抗"，而效应不足。改善胰岛素抵抗，最根本的方法是进行基础治疗，即控制饮食、增加运动、改变不良生活方式 有些药物也有改善胰岛素抵抗的作用。二甲双胍为抗高血糖药，它不是通过刺激胰岛 B 细胞功能而降低血糖，而是通过促进葡萄糖氧化、增加肌肉、肝脏和脂肪肌肉的糖原合成和脂肪合成改善胰岛素抵抗，增加周围组织对胰岛素的敏感性，增加葡萄糖的利用，减少葡萄糖对组织的毒性作用来降低血糖
	噻唑烷二酮类药物	另一种是胰岛素增敏剂噻唑烷二酮类（TZDs）药物。目前中国市场上的 TZDs 有两类，罗格列酮和吡格列酮。TZDs 主要是帮助胰岛素信号或者胰岛素代谢过程中关键物质的表达来改善胰岛素抵抗。TZDs 可以促进前脂肪细胞向成熟脂肪细胞分化，使大脂肪细胞减少，小脂肪细胞增多，这样使脂肪细胞的功能正常，胰岛素抵抗就减轻了。TZDs 还能通过调控与糖脂代谢某些通路相关基因的转录，来增加胰岛素敏感性。TZDs 使用过程中要注意：肝损伤，建议监测肝功能；水肿，心功能不好的患者要注意；体重增加；增加心脑血管疾病和恶性肿瘤的可能性
结语		胰岛素抵抗最根本的方法是进行基础治疗，即控制饮食、增加运动、改变不良生活方式，药物治疗包括二甲双胍及噻唑烷二酮类药物（罗格列酮、吡格列酮）

129. 没有糖尿病的脂肪肝患者也需要服用二甲双胍吗

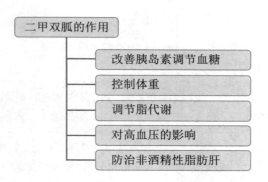

二甲双胍的作用
- 改善胰岛素调节血糖
- 控制体重
- 调节脂代谢
- 对高血压的影响
- 防治非酒精性脂肪肝

典型案例		杨先生，患有脂肪肝，到医院就诊后，医生给他开了二甲双胍，他很是疑惑，认为二甲双胍是降糖药，而自己又没患糖尿病，后来医生给他解释二甲双胍的其他作用，他才明白了
二甲双胍的作用	改善胰岛素调节血糖	二甲双胍为抗高血糖药。血糖正常的人服用后不会发生低血糖；而血糖高的糖尿病患者服用后，可使增高的血糖降低，但极少引起临床的低血糖。因为二甲双胍是通过改善胰岛素抵抗来调节血糖的，它不会刺激胰岛素分泌，因而也不会引起低血糖
	控制体重	与磺酰脲类药物相比，二甲双胍可使体重指数（BMI）下降2%~4%
	调节脂代谢	二甲双胍能有效地降低血三酰甘油、总胆固醇和血游离脂肪酸。可使非糖尿病患者和2型糖尿病患者的血三酰甘油水平降低20%~45%。在非高三酰甘油患者可降低10%~20%，而在高三酰甘油患者则可降低50%
	对高血压的影响	二甲双胍可使血压和周围血管阻力降低，改善微动脉的顺应性，增加局部血液供应和营养交换。有报道，254例2型糖尿病患者，接受二甲双胍治疗6个月后，收缩压和舒张压降低分别为11.3%和13.3%
	防治非酒精性脂肪肝	国内外也有学者将二甲双胍用于非酒精性脂肪肝的防治。二甲双胍能改善非酒精性脂肪肝患者肝功能，缩小肝脏体积，在组织学方面则表现为肝脏脂肪变性和炎症坏死的显著减轻，伴有肥胖或血糖异常的脂肪肝患者是二甲双胍的应用指征
结语		二甲双胍不但可以改善胰岛素调节血糖，还有控制体重、调节脂代谢、防治非酒精性脂肪肝的作用，因此非糖尿病患者也可以使用

130. 二甲双胍有哪些不良反应

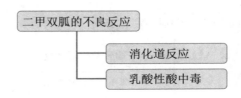

典型案例	刘爷爷患有糖尿病，医生给他开了二甲双胍，开始时他一直是饭后服用，没有什么不适，有一次他胃口不好，没吃饭就直接服用了，后来就出现恶心、呕吐、腹泻症状，引起了消化道的不良反应	
二甲双胍的不良反应	消化道反应	二甲双胍最主要、最常见的不良反应就是消化道反应。在服用二甲双胍初期，尤其是空腹服药，约有20%的患者出现胃部不适反应，能引起一过性恶心、呕吐、厌食、口中有金属异味、腹胀、大便稀薄及腹泻等胃肠道反应，其原因可能是由于药物在胃内立即溶解，高浓度的盐酸二甲双胍附着在上消化道黏膜上，产生刺激作用导致消化道不适。如改为饭中或饭后服用，不良反应要小一些。因此，不宜在空腹或饭前服用二甲双胍，应在餐中或饭后即服，以减少消化道反应
	乳酸性酸中毒	由于二甲双胍会增加糖的无氧酵解，增加乳酸的生成，因此，最严重的反应是乳酸性酸中毒，但是发生率极低，每10万人中只有2~5人。远较同类药物苯乙双胍少。但是一旦发生，其死亡率高达50%，而且一般医院不测血中乳酸含量，故诊断较难。但不要害怕，只要掌握剂量适当，肾功能良好，就不会发生乳酸性酸中毒。由于二甲双胍经肾排出，所以肾功能不全、血清肌酐大于15g/L者禁用。此外，严重的心、肝功能不全，以及将进行手术或X线造影术者均不宜用。注意了以上问题，一般来说二甲双胍还是比较安全的
结语	二甲双胍的不良反应主要是消化道反应和乳酸性酸中毒，服用时最好是饭后服用	

131. 脂肪肝患者如何选择降血脂药物

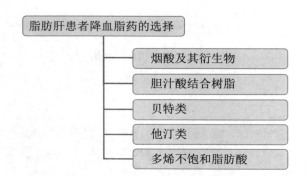

	脂肪肝患者降血脂药的选择
	烟酸及其衍生物
	胆汁酸结合树脂
	贝特类
	他汀类
	多烯不饱和脂肪酸

典型案例	王先生，血浆三酰甘油轻度升高，患有脂肪肝，医生建议他饮食控制、加强运动、减肥治疗，可以加用二甲双胍调节机体糖脂代谢，后来他擅自用了贝特类药物降血脂，结果出现了肝功能损伤
脂肪肝患者降血脂药的选择	**烟酸及其衍生物**　烟酸类药物以降低血清极低密度脂蛋白及三酰甘油为主。不良反应较多，主要有皮肤潮红和胃肠不适，而且可降低糖耐量，增加血尿酸，甚至引起肝功能损伤。糖尿病、痛风及有肝功能损伤的患者慎用烟酸类药物
	胆汁酸结合树脂　包括考来烯胺和考来替泊等，主要用于高胆固醇血症的治疗。此类药物有异味，含有氯离子，影响肠道对维生素的吸收，并有可能加剧高三酰甘油血症。因此，一般不用于脂肪肝的高脂血症治疗
	贝特类　贝特类药物主要作用为降低血浆三酰甘油，对低密度脂蛋白胆固醇也有一定的降低作用。一般用于血液三酰甘油中、重度升高的脂肪肝患者。不良反应相对较少，主要为胃肠道反应
	他汀类　包括阿托伐他汀、洛伐他汀、辛伐他汀、普伐他汀、氟伐他汀等。能抑制胆固醇在肝内的合成，呈剂量依赖性降低血浆总胆固醇和低密度脂蛋白胆固醇水平，对血浆的三酰甘油也有一定的降低作用，主要用于以胆固醇升高为主的高脂血症，伴有脂肪肝也是安全的
	多烯不饱和脂肪酸　包括月见草油、鱼油制剂等。鱼油中含有的二十碳五烯酸、二十碳六烯酸主要降低血三酰甘油，对总胆固醇也有一定的下调作用，且可抑制血小板聚集、延缓血栓形成
结语	不同情况下，脂肪肝患者降血脂药选择也不同

132. 如何降脂不伤肝

降脂不伤肝的方法
- 使用降脂药前检测血清转氨酶
- 服用降脂药后定期检测转氨酶
- 出现不良反应时检测肝功能
- 他汀类药物治疗出现转氨酶升高需减量

典型案例		葛阿姨长期有高血脂，服用他汀类药物后出现纳差、乏力、嗜睡、黄疸，到医院做了相关检测，发现肝损伤和肝功能不全，后来又加用了保肝药物
降脂不伤肝的方法	使用降脂药前检测血清转氨酶	在考虑降血脂药物治疗前，需常规检测血清转氨酶。若发现异常应进一步明确可能原因，分析是否真性转氨酶增高、是否肝源性转氨酶异常、有无肝脏损伤的其他实验室指标异常、有无肝功能不全的征象
	服用降脂药后定期检测转氨酶	慢性肝炎但无肝功能不全征象、非酒精性脂肪性肝病、体质性黄疸以及代偿性肝硬化患者可以安全使用他汀类药物，通常无需减少他汀类药物剂量和加强肝酶监测。在开始服用降血脂药物常规剂量和增加剂量后 12 周以及随后治疗过程中，应定期检测血清转氨酶
	出现不良反应时检测肝功能	他汀类药物治疗过程中一旦出现纳差、乏力、嗜睡、黄疸、肝肿大等征象，应及时做相关医疗检查。除了转氨酶外，胆红素和凝血酶原时间有助于判断有无显著肝损伤和肝功能不全。他汀类药物治疗中一旦出现显著肝损伤和肝功能衰竭的客观证据，应立即停用他汀类药物
	他汀类药物治疗出现转氨酶升高需减量	他汀类药物治疗中出现无症状性孤立性转氨酶明显增高（大于 3 倍正常值上限或大于 120U/L），半个月内复查仍明显增高者，如无其他原因可供解释，则需减量或停用他汀类药物，并考虑重新制定降脂方案。如果考虑是脂肪肝所致则可继续使用他汀类药物，但需加用保肝药物和加强代谢紊乱的控制
结语		服用他汀类药物降血脂应定期检测转氨酶，避免出现肝损伤

133. 脂肪肝常用的保肝药物有哪些

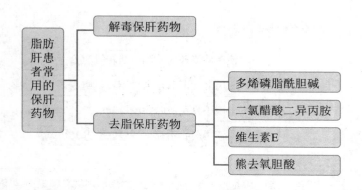

典型案例		曹女士，体态肥胖，患有脂肪肝，她在进行脂肪肝治疗时，出现肝损伤，后来医生建议她同时服用一些保肝药物，例如谷胱甘肽、维生素 E 等，她的肝功能逐渐恢复正常
脂肪肝患者常用的保肝药物	解毒保肝药物	伴有肝细胞损伤及肝功能减退的患者常需要应用解毒保肝药物，以促进肝病康复。现有的解毒保肝药物种类繁多，主要通过改善肝脏物质代谢、增强肝脏解毒功能、促进肝细胞再生等途径而起效。常用的药物主要有还原型谷胱甘肽、N-乙酰半胱氨酸、S-腺苷甲硫氨酸、水飞蓟素、水飞蓟宾、前列腺素 E、促肝细胞生长因子等。可根据患者的病情及其经济承受能力，适当选用，用于各种急慢性肝病、脂肪肝、中毒性肝病、肝硬化的辅助治疗
	去脂保肝药物	去脂药可以促进肝脏脂质代谢和加速肝内脂肪转运 （1）多烯磷脂酰胆碱：是目前治疗脂肪肝和保肝、抗肝纤维化比较有效的一种药物。可用于防治各种原因所致的脂肪肝、酒精性肝病、急慢性肝病、肝硬化、胆汁淤积以及肝胆手术前后的保肝治疗 （2）二氯醋酸二异丙胺：能为机体合成胆碱提供甲基，促进胆碱合成，而胆碱则能促进肝脏脂肪分解 （3）维生素 E：参与肝脏脂肪代谢，对肝细胞有保护作用，并可通过抗氧化防治动脉粥样硬化 （4）熊去氧胆酸：对酒精性肝病和非酒精性脂肪性肝病有治疗效果，可使脂肪肝患者肝功能酶学异常以及肝细胞脂肪变性程度明显减轻
结语		脂肪肝患者常用的保肝药物包括解毒保肝药物和去脂保肝药物

134. 多烯磷脂酰胆碱治疗脂肪肝的效果如何

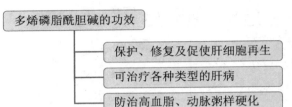

典型案例		徐阿姨，长期高血脂，患有非酒精性脂肪肝，医生建议她除了低脂饮食、控制体重，还要服用多烯磷脂酰胆碱胶囊，该药能够防治高脂血症
多烯磷脂酰胆碱的功效	保护、修复及促使肝细胞再生	多烯磷脂酰胆碱是从大豆中高度浓缩提取的一种磷脂，主要活性成分为 1,2-二亚油酰磷脂酰胆碱，在人体内不能自身合成，是构成所有细胞膜和亚细胞膜的重要结构。它通过与人体细胞膜，尤其是肝细胞膜的结合而起到保护、修复及促使肝细胞再生的作用，从而发挥它的各项治疗效果
	可治疗各种类型的肝病	多烯磷脂酰胆碱可用于治疗各种类型的肝病，如急慢性肝炎、肝坏死、肝硬化、肝昏迷、脂肪肝、胆汁阻塞等，具有良好的安全性，50 年来在各种研究及临床应用中没有发现毒副作用。可使酒精性和非酒精性脂肪性肝病、药物性肝损伤等急慢性肝病患者的主观症状、体征和各种生化指标在短时间内得到改善或恢复正常
	防治高血脂、动脉粥样硬化	多烯磷脂酰胆碱可改善脂质代谢紊乱，使血清总胆固醇下降 8%～30%，低密度脂蛋白胆固醇下降 10%～30%，三酰甘油下降 12%～58%，高密度脂蛋白胆固醇升高 10%～45%；并可减少红细胞和血小板的聚集性，改善血液流变学；预防和减轻动脉粥样硬化；防治脂肪栓塞。适用于酒精性肝病以及肥胖、高脂血症所致非酒精性脂肪肝的治疗
结语		多烯磷脂酰胆碱不但可以保护、修复及促使肝细胞再生，还可以防治高血脂、动脉粥样硬化。适用于各种类型的肝病

135. 熊去氧胆酸可以治疗脂肪肝吗

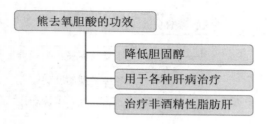

典型案例		马女士，50 岁，患有非酒精性脂肪肝，血脂也高，为了治疗脂肪肝，到医院咨询，医生建议她控制饮食热量，多进行体育锻炼，并建议她服用熊去氧胆酸片作为辅助治疗
熊去氧胆酸的功效	降低胆固醇	熊去氧胆酸（UDCA）具有促进胆汁分泌并改变人类胆酸池的组成（替换胆汁酸池中毒性疏水性胆酸）、直接细胞保护作用、稳定生物膜、抗氧化、调节免疫以及降低血液总胆固醇等广泛生物学效应
	用于各种肝病治疗	UDCA 已被公认为原发性胆汁性肝硬化、原发性硬化性胆管炎等各种胆汁淤积性肝病的首选用药，并被试用于脂肪性肝病等其他肝病的治疗。国外多项临床试验显示，UDCA 可改善非酒精性脂肪性肝病患者的临床症状和血清生化指标，甚至可改善肝组织学损伤
	治疗非酒精性脂肪肝	虽然非酒精性脂肪性肝病的治疗目前仍以去除病因、控制原发疾病为主，但药物治疗也可起到一定的辅助作用，合理使用保肝药物可提高单纯性脂肪肝耐受"二次打击"的能力，防止快速减肥、降血脂治疗可能诱发的肝胆系统损伤，并促进脂肪性肝炎的康复。在基础治疗的同时加用 UDCA 可改善非酒精性脂肪性肝病患者的生化指标，并可能促进肝组织学炎症、坏死程度减轻，肝脂肪变性消退。UDCA 尤其适用于伴有胆汁淤积、胆石症以及快速减肥的非酒精性脂肪肝患者的治疗。UDCA 推荐剂量为每日每千克体重 8～15mg，分 3 次口服，3 个月为 1 个疗程，通常需要治疗半年以上
结语		熊去氧胆酸可以降低胆固醇，用于各种肝病治疗、非酒精性脂肪肝治疗

136. 脂肪肝患者不用垂盆草、联苯双酯的原因是什么

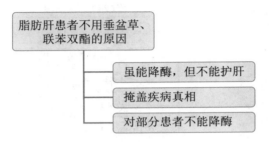

典型案例	张先生患有脂肪肝，其转氨酶也高于正常值，因此到医院开药要求降低转氨酶，有些临床医生没有注意患者患有脂肪肝，就会给他们开垂盆草、联苯双酯等降酶药，这是不可以的
脂肪肝患者不用垂盆草、联苯双酯的原因	**虽能降酶，但不能护肝** 这类药物虽然能迅速降低血清转氨酶，但其对肝脏的保护作用并不大，更不要说去除肝脏脂肪的功效了。也就是说，它们虽能降酶，却不能治疗脂肪肝。因为引起转氨酶升高的病因没得到治疗，所以这些药物长期疗效差，一旦停药后转氨酶很容易反跳
	掩盖疾病真相 由于这些药物能迅速降酶，很可能掩盖疾病的真相，诱导一部分患者误以为病情改善，而忽视了戒酒、饮食控制、增加运动、减肥等重要的基础治疗措施
	对部分患者不能降酶 临床上，脂肪肝患者血清转氨酶升高的特点就是"低水平、长期维持、难治"，所谓的"难治"是指部分脂肪肝患者即使用了垂盆草、联苯双酯等强力降酶药物也不为所动。其实，要使脂肪肝患者血清转氨酶恢复正常，并且不反跳，最重要的就是前面所述的去除病因（戒酒、减肥等）。对大多数非酒精性脂肪肝患者来说，只要能将体重减轻 10% 以上，转氨酶就能恢复正常。从药物的角度来说，能改善胰岛素抵抗的二甲双胍以及能调节肝脏脂肪代谢的多烯磷脂酰胆碱、熊去氧胆酸、维生素 E 也能显著且较为持久地降低脂肪肝患者的血清转氨酶
结语	由于垂盆草、联苯双酯虽能够降低转氨酶水平，但不能治疗脂肪肝，因此不适宜脂肪肝患者服用

137. 如何从肠道入手治疗脂肪肝

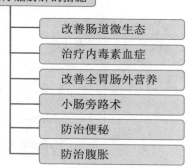

典型案例		屈女士在查体时发现自己患有轻度脂肪肝，医生建议她保守治疗，增加活动量，合理饮食，并且要保证肠道通畅，避免便秘，改善肠道微生态
从肠道入手治疗脂肪肝的措施	改善肠道微生态	肠道微生态的失衡与重症肝炎和肝硬化及其并发症的发展密切相关，改善肠道微生态是肝病治疗不可缺少的方面。肠道微生态的失衡在酒精性肝病和非酒精性脂肪性肝病的发病中也起着重要作用
	治疗内毒素血症	无论是急性酗酒或慢性嗜酒者，内毒素血症的发生率均明显增高，且随着酒精性肝病从脂肪肝向肝炎、肝硬化进展，血清内毒素浓度也逐步升高。口服乳酸菌可使酒精诱导的内毒素血症减轻，肝病也明显好转
	改善全胃肠外营养	在全胃肠外营养情况下，由于缺乏食物刺激，肠道蠕动减少，肠道黏膜萎缩，肠道免疫力下降，细菌过度生长并发生肠源性内毒素血症；口服抗生素净化肠道或补充谷氨酰胺营养肠黏膜细胞，可以明显改善全胃肠外营养相关的肝脏病变
	小肠旁路术	20 世纪 60 年代中后期，国外开始采用小肠旁路术治疗病态性肥胖，减肥效果明显，可使增高的体重下降 60%～80%。但死亡率高达 1%以上，且并发症多
	防治便秘	对于伴有便秘的脂肪肝患者，胆宁片是一个不错的选择。胆宁片有保肝利胆、通便的作用
	防治腹胀	腹胀明显的脂肪肝患者，可以选择肠道动力药物，如莫沙必利等，可以促进肠道蠕动，保持肠道正常的运动功能
结语		改善肠道微生态、治疗内毒素血症、改善全胃肠外营养、小肠旁路术、防治便秘和腹胀可以治疗脂肪肝

138. 如何辨证施治脂肪肝

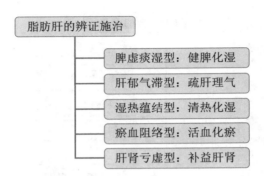

脂肪肝的辨证施治

- 脾虚痰湿型：健脾化湿
- 肝郁气滞型：疏肝理气
- 湿热蕴结型：清热化湿
- 瘀血阻络型：活血化瘀
- 肝肾亏虚型：补益肝肾

典型案例	杨女士，患有脂肪肝，她特别喜欢中医疗法，后来到中医院就诊，中医大夫判断她属于肝肾亏虚型，右胁隐痛，面部或眼眶晦暗，腰膝酸软，头昏眼花，舌苔薄或少苔，脉细弱，建议她补益肝肾
脂肪肝的辨证施治	**脾虚痰湿型：健脾化湿**　临床上，中医对脂肪肝的治疗主要有 5 种辨证与分型方法。脾虚痰湿型主证为神疲乏力，面色萎黄或虚浮，纳呆恶心，腹胀便溏，舌淡胖或有齿痕，苔白腻，脉细。治则健脾化湿，可用参苓白术散加减
	肝郁气滞型：疏肝理气　肝郁气滞型主证为右胁胀满或胀痛、嗳气，情志不畅时症状加重，舌淡红，苔薄白，脉弦。治则疏肝理气，可用柴胡疏肝散加减
	湿热蕴结型：清热化湿　湿热蕴结型主证为右胁不适或胀痛，口干苦，甚者面红目赤，舌红，苔黄腻，脉数。治则清热化湿，代表方为龙胆泻肝汤加减
	瘀血阻络型：活血化瘀　瘀血阻络型主证为右胁刺痛，舌暗或紫暗或有瘀斑，脉细弦。治则活血化瘀通络，代表方为复元活血汤加减
	肝肾亏虚型：补益肝肾　肝肾亏虚型主证为右胁隐痛，面部或眼眶晦暗，腰膝酸软，头昏眼花，舌苔薄或少苔，脉细弱。治则补益肝肾，代表方为六味地黄丸加减。临床上所见是变化万端，见到最多的是脾虚痰湿型，且常与其他 4 型相杂兼存。但是无论证型相杂有多复杂，总有主次之分。故临床遣方，应以主证型的治法为主，兼顾其他
结语	脂肪肝的治疗有多种类型，应以标本兼顾，辨清虚实主次为要，同时注意利湿化痰、活血化瘀

139. 哪些中药可以减肥降脂

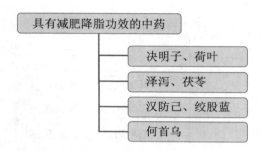

具有减肥降脂功效的中药
- 决明子、荷叶
- 泽泻、茯苓
- 汉防己、绞股蓝
- 何首乌

典型案例		葛奶奶，平时特别注重养生，经常吃一些中药，现在已经70岁了，身体仍然非常棒，血压、血脂均正常
具有减肥降脂功效的中药	决明子	功能为清热明目、润肠通便。药理试验表明有降压、降血脂、减肥、抑菌等作用。决明子为药食两用之品，民间炒后泡茶饮，有轻泻作用，可干扰脂肪与糖类的吸收，为减肥常用药物之一
	荷叶	功能为清热利湿。不良反应小，尤宜暑天减肥，可入汤剂或丸散或荷叶粥。适用于肥胖脾虚湿阻或胃热湿阻型患者
	泽泻	功能为利尿、清湿热，可减肥、降血脂、抗动脉粥样硬化和防治脂肪肝。适用于减肥而有胃热湿阻型者，对体虚或热象不明患者需与其他中药配伍，以拮抗其寒性
	茯苓	功能为利水渗湿、健脾宁心。有利尿、防止肝细胞损伤、镇静和抗肿瘤等作用。肥胖而有浮肿、尿少、脾虚及水湿停留和痰湿者均可用治
	汉防己	功能为利水消肿、祛风止痛。适用于水湿浮肿之肥胖患者，尤其是老年肥胖或更年期肥胖妇女伴高血压、脂肪肝、关节疼痛者
	绞股蓝	含多种对人体有益的皂苷、维生素和氨基酸。绞股蓝活性成分具有降血脂、降血糖、抗肿瘤、抗衰老、保护肝脏及增强机体免疫功能等作用
	何首乌	功能为润肠通便、解毒消肿。因含蒽醌类物质，故具轻泻作用，能抑制糖类与脂肪在肠道的吸收，并促进其排泄，而起降脂减肥作用。适用于单纯性肥胖大便干结或便秘及身体较壮实者
结语		许多单味中药制剂及其复方有不同程度的减肥降脂和防治脂肪肝的作用，如决明子、荷叶、泽泻、茯苓、汉防己、绞股蓝、何首乌

140. 各种临床验方治疗脂肪肝的效果如何

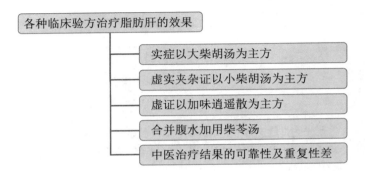

各种临床验方治疗脂肪肝的效果

- 实症以大柴胡汤为主方
- 虚实夹杂证以小柴胡汤为主方
- 虚证以加味逍遥散为主方
- 合并腹水加用柴苓汤
- 中医治疗结果的可靠性及重复性差

典型案例		龚医生的中医医术非常高明，李女士患有脂肪肝，因此慕名而去，后来龚医生判断她是虚证，建议她服用加味逍遥散、柴胡桂枝干姜汤，几个疗程后，脂肪肝确实减轻了
各种临床验方治疗脂肪肝的效果	实证以大柴胡汤为主方	实证以大柴胡汤为主方，可并用桃核承气汤活血祛瘀，茵陈蒿汤、三黄泻心汤清热利湿解毒
	虚实夹杂证以小柴胡汤为主方	虚实夹杂证以小柴胡汤或柴胡桂枝汤为主方，活血祛瘀并用桂枝茯苓丸，清热利湿并用茵陈蒿汤、茵陈五苓汤或黄连解毒汤
	虚证以加味逍遥散为主方	虚证则以加味逍遥散、柴胡桂枝干姜汤为主方，活血祛瘀并用当归芍药散或四物汤、人参汤、补中益气汤或十全大补汤，补肾则并用六味丸或六味地黄丸
	合并腹水加用柴苓汤	患者如合并腹水或下肢浮肿可加用柴苓汤（即小柴胡汤和五苓散，适用于半里半表证）、五苓散或茵陈五苓散
	中医治疗结果的可靠性及重复性差	中药防治脂肪肝，必须根据不同的病因、病理阶段和不同的作用环节以及患者具体征象而辨证论治，且要建立有关脂肪肝的中西医诊断及疗效判断的统一标准，并合理设计对照组和样本量及疗程，从而能客观评判中药治疗脂肪肝的疗效及安全性。遗憾的是，尽管中医药以及中西医结合治疗脂肪肝的临床报道很多，但所有的研究均非严格的临床试验，研究结果的可靠性及重复性差
结语		中医治疗脂肪肝应根据不同的病因、病理阶段和不同的作用环节以及患者具体征象而辨证论治

141. 哪些中成药可以辅助治疗脂肪肝

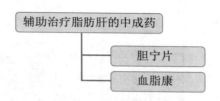

辅助治疗脂肪肝的中成药
- 胆宁片
- 血脂康

典型案例		蔡先生，是一名中药研究员，他自己患有脂肪肝，并且胆固醇也高，国内用于治疗脂肪肝的中成药很多，但他更愿意服用比较成熟的胆宁片，服用之后，胆固醇低了，脂肪肝也轻了
辅助治疗脂肪肝的中成药	胆宁片	主要由大黄、虎杖、青皮、陈皮等组成，动物实验研究发现该药具有消炎、利胆、降低胆固醇和抗肝脂肪变性以及清除自由基的功能。临床上，该药可疏肝利胆、清热通下，除用于肝郁气滞型的慢性胆囊炎、胆石症患者外，对肥胖、高脂血症合并脂肪肝患者也有良好效果。具体证见右中上腹隐隐作痛、食入作胀、胃纳不香、嗳气、便秘、舌苔薄腻、脉平或弦。餐后口服，每次 5 片，每日 3 次。疗程一般在 3～6 个月以上，最好连续服用 1～2 年，这样可能取得理想的防治脂肪肝和胆结石的功效。最常见的不良反应为腹泻，建议开始服用时每次 3 片，这样对大便的影响较小，1～2 周后，当机体适应了本药，可逐渐加量至每次 5 片。小部分患者对大黄敏感性过高，每日排便次数过多，影响了生活质量，需要停药
	血脂康	红曲制剂血脂康，除含有洛伐他汀外，还含有不饱和脂肪酸等物质，在降低血清总胆固醇的同时，还能降低三酰甘油和升高高密度脂蛋白胆固醇，体现了中药综合治疗、多靶点作用的优势。作为天然药物，血脂康的不良反应小。国内的临床研究发现，该药具有良好的降血脂和改善肝内脂肪沉积之功效。用法：每次 2 粒或 0.6g，每日 2 次
结语		辅助治疗脂肪肝的中成药很多，但比较成熟的药物是胆宁片和血脂康

142. 中药治疗脂肪肝是不是绝对安全

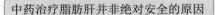

中药治疗脂肪肝并非绝对安全的原因
- 中药也含有一定毒性
- 中药也有不良反应
- 一些偏方、验方含毒副作用

典型案例		胡先生，患有脂肪肝，由于他平时老爱上火，就擅自服用龙胆泻肝丸去火，服用一段时间后，到医院复查，发现肾功能严重受损，已经导致慢性肾衰竭
中药治疗脂肪肝并非绝对安全的原因	中药也含有一定毒性	我们常常听到有人说"西药有不良反应，中药安全无害"，其实不然。尽管中药与化学药品相比较，具有药性平和、不良反应小的优点，但是中药的使用也并非绝对安全。俗话说"是药三分毒"，此话虽有些偏颇，但是中药确实也含有一定的毒性。但凡有毒副作用的中药，大多作用强烈，用之不当极易导致中毒，严重者危及生命
	中药也有不良反应	近年来，随着中药剂型改革和有效成分的提取，扩大了给药途径和使用范围，故由中药制剂引起的不良反应的临床报道屡见不鲜。例如，附子引起发热、麻木、发汗，大黄易引起胃肠功能障碍等。小柴胡汤引起间质性肺炎外，也可导致肝功能恶化。龙胆泻肝丸本是一味传统的清热去火的中成药，但其主要成分之一关木通含有马兜铃酸，长期小剂量服用含马兜铃酸药物，可以导致间质性肾病、慢性肾衰竭
	一些偏方、验方含毒副作用	脂肪肝患者对于中药的使用同样要严格掌握适应证，避免滥用，偏方、验方也应在医生指导下正确使用，彻底纠正"中药药性平和，无不良反应，不会中毒"的错误看法
结语		中药并不都是安全无害的，也有一些不良反应及毒副作用。因此，一定要在医生指导下服用

143. 可用于治疗脂肪肝的中药单方和验方有哪些

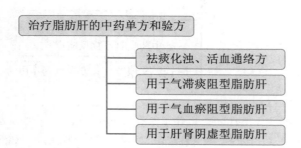

治疗脂肪肝的中药单方和验方
- 祛痰化浊、活血通络方
- 用于气滞痰阻型脂肪肝
- 用于气血瘀阻型脂肪肝
- 用于肝肾阴虚型脂肪肝

典型案例	徐阿姨，患有脂肪肝、高脂血症，她认为中药作用比较平和，因此就在朋友的建议下服用一剂方子，可朋友的血脂下来了，她的却没有效果，后来她才知道，中药也不是随便用的，应在医师指导下对症运用	
治疗脂肪肝的中药单方和验方	祛痰化浊、活血通络方	福泽泻 15g，淡海藻 20g，生山楂 20g，大荷叶 15g，法半夏 10g，陈皮 6g，草决明 15g，紫丹参 15g，广郁金 12g，生牡蛎 30g，莪术 10g。肝阴不足加炙鳖甲 10g，龟甲 10g。肝区隐痛加醋柴胡 10g，木通 12g，生三七粉 2g。气虚痰浊者加生黄芪 12g，苍术 12g
	用于气滞痰阻型脂肪肝	陈皮 12g，枳壳 15g，泽泻 15g，泽兰 15g，生山楂 30g，鸡内金 15g，丹参 20g，穿山甲 15g。每日 1 剂，水煎，分 2 次温服。该方理气化痰。适用于气滞痰阻型脂肪肝。症见脘腹胀满，便秘纳差，甚至恶心呕吐，形体肥胖，舌质淡，苔白腻，脉弦滑
	用于气血瘀阻型脂肪肝	郁金 15g，浙贝母 15g，丹参 15g，柴胡 10g，鳖甲 10g，穿山甲 10g，泽泻 30g，猫人参 30g。并配合"降脂饮"（生首乌、决明子、生山楂各 30g），开水冲泡，代茶饮。该方行气活血，软坚散结
	用于肝肾阴虚型脂肪肝	生首乌 20g，黄精 20g，泽泻 20g，草决明 15g，丹参 15g，生山楂 30g，虎杖 12g，大荷叶 15g。每日 1 剂，水煎，分 2 次服。该方益肾养肝，适用于肝肾阴虚型脂肪肝。症见脘腹胀满，腰膝酸软，头晕目眩，头发干枯，舌红少苔，脉细弦
结语	中医中有很多治疗肥胖症、糖尿病、高脂血症、脂肪肝的方剂，各种方剂应在医生指导下使用，并密切监测不良反应	

144. 病毒性肝炎合并非酒精性脂肪肝怎么治疗

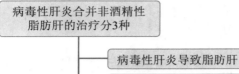

典型案例	赵女士患有病毒性肝炎，后来体检发现患有脂肪肝，为了减轻脂肪肝，她开始控制饮食，并且加强身体锻炼，但是，半年下来脂肪肝没有减轻，肝损伤更加严重了，她这是治疗方法不当导致的	
病毒性肝炎合并非酒精性脂肪肝的治疗分3种	病毒性肝炎导致脂肪肝	病毒性肝炎导致脂肪肝主要见于不伴有代谢综合征的慢性丙型肝炎患者。脂肪肝的形成主要与丙型肝炎病毒感染及其所致的脂质代谢紊乱有关。临床表现类似于普通的慢性病毒性肝炎，患者常无肥胖、糖尿病、高血压等代谢综合征的表现。需按病毒性肝炎常规处理
	病毒性肝炎合并脂肪肝	病毒性肝炎合并脂肪肝患者其肥胖和脂肪肝可能在肝炎病毒感染前就存在，也可能与病毒性肝炎病程中新发的体重超重和肥胖有关。应兼顾防治病毒性肝炎和脂肪肝，建议先通过控制体重、改善胰岛素抵抗和降低血糖等措施治疗脂肪肝，其后再考虑是否需要进行正规抗病毒治疗，因为肥胖和肝细胞脂肪变性可能会影响抗病毒治疗的效果
	亚临床肝炎病毒感染合并脂肪肝	主要为无症状性乙型肝炎病毒携带者合并脂肪肝，或急性病毒性肝炎恢复期并发脂肪肝。临床症状、肝功能异常和肝组织学改变主要由脂肪肝所致，而与病毒感染无关。治疗重点为脂肪肝及其伴随的代谢综合征，多数患者无需抗病毒治疗。控制体重可使肝脂肪沉积减轻、血清转氨酶改善。同时加用多烯磷脂酰胆碱、维生素E和熊去氧胆酸有助于肝病康复
结语	病毒性肝炎和非酒精性脂肪肝的关系有3种，因此治疗方案也不同，应有针对性地进行治疗	

145. 病毒性肝炎合并酒精性肝病怎么治疗

```
┌──────────────────────┐
│  病毒性肝炎合并酒精性   │
│    肝病的治疗分3种      │
└──────────────────────┘
        ├──┤ 酒精性肝病合并亚临床肝炎病毒感染 │
        ├──┤ 非过量饮酒者发生慢性病毒性肝炎 │
        └──┤ 酒精性肝病合并慢性病毒性肝炎 │
```

典型案例		刘先生患有酒精性肝病合并慢性病毒性肝炎，开始时他主要是抗病毒治疗，但酒量并没有减少，发现病情没轻反重，后来他才知道，戒酒才是根本
病毒性肝炎合并酒精性肝病的治疗分3种	酒精性肝病合并亚临床肝炎病毒感染	这种情况实质上就是单纯性酒精性肝病。患者符合酒精性肝病的诊断标准，其肝炎病毒现症感染或病毒活跃复制的指标。戒酒 4 周后临床和血清酶学指标明显改善。治疗方法与单纯性酒精性肝病基本相似，但原则上不能用糖皮质激素（常被用来治疗酒精性肝炎），因其可能诱导病毒复制导致肝炎活动加剧，并强调在彻底戒酒一段时间后方可考虑进行抗病毒治疗
	非过量饮酒者发生慢性病毒性肝炎	血清肝炎病毒现症感染指标阳性且病毒复制活跃。在饮酒史方面，患者可能既往饮酒，但现在已戒酒半年以上，或每周饮酒量<210g，饮酒史<5 年。戒酒对病情和肝功能改变并无明显影响
	酒精性肝病合并慢性病毒性肝炎	此即真正意义上的"酒精＋病毒性"肝病。患者有长期大量饮酒史，同时肝炎病毒现症感染指标阳性，肝功能改变表现为 ALT、AST 和 GGT 升高，AST/ALT 在 1 左右。一般只需进行戒酒和营养支持等治疗，多数患者肝功能损伤可逆转，甚至血清丙型肝炎病毒复制也会减轻或消失，从而不需要抗病毒治疗。只有在患者彻底戒酒后仍有肝功能异常和病毒活跃复制征象时，才考虑干扰素、核苷类似物等抗病毒治疗
结语		病毒性肝炎和酒精性脂肪肝的关系有 3 种，应根据分类进行对症治疗

146. 哪些中药有兼顾降血脂和促进肝内脂肪消退的作用

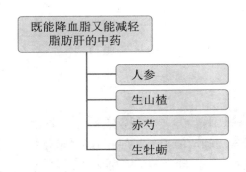

典型案例		蔡先生是研究中药的，他经常服用一些具有中药作用的食物，这些食物能够降血脂、保肝、护肝，多年后，他的血脂、血压均正常，也没有脂肪肝
既能降血脂又能减轻脂肪肝的中药	人参	具有降血脂和抗动脉粥样硬化作用：人参特别是人参皂苷能改善血脂，降低血中胆固醇、三酰甘油，升高血清高密度脂蛋白胆固醇，对于高脂血症、血栓症和动脉硬化有治疗价值。人参皂苷对正常动物的脂质代谢有促进作用，能使胆固醇及血中脂蛋白的生物合成、分解转化、排泄加速，最终可使血中胆固醇降低
	生山楂	能显著降低血清胆固醇及三酰甘油，有效防治动脉粥样硬化。山楂中的总黄酮有扩张血管和持久降压的作用。因此，高血脂、高血压及冠心病患者，每日可取生山楂 15～30g，水煎代茶饮
	赤芍	赤芍是著名野生道地中药材，应用历史悠久，用量较大、用途广泛且需求较为刚性。具有降血脂、调整肝脏脂肪代谢的作用，还具有抗肝纤维化、回缩肝脾的功效
	生牡蛎	牡蛎的肝糖原存在于储藏能量的肝脏与肌肉中，与细胞的分裂、再生、红细胞的活性化都有着密切的关系，可以提高肝功能，增强体力。牡蛎中所含有的牛磺酸可以促进胆汁分泌，排除堆积在肝脏中的中性脂肪，提高肝脏的解毒作用
结语		既能降血脂又能减轻脂肪肝的中药有很多种，常见的有人参、生山楂、赤芍、生牡蛎等

147. 二甲双胍的禁忌证有哪些

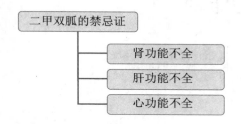

典型案例		单女士患有糖尿病，医生建议她服用二甲双胍片，但是她的转氨酶比较高，而说明书上说肝功能不全者禁用，她认为转氨酶高应该就是肝功能不全，因此不敢服用，她这种想法是错误的
二甲双胍的禁忌证	肾功能不全	二甲双胍是一种治疗糖尿病的常用药。高龄、肾功能不全的糖尿病患者不能服用二甲双胍，容易引起乳酸性酸中毒，乳酸性酸中毒是二甲双胍的不良反应，但发生率极低，约为每年每 10 万患者中有 3 例
	肝功能不全	转氨酶异常不等于肝功能不全。虽然我们通常把血清转氨酶称为"肝功能试验"，但事实上，血清转氨酶升高是由于肝细胞破坏或细胞膜的通透性增高时，细胞内的酶进入血液导致脂肪肝患者出现转氨酶异常，只要不同时存在血清白蛋白、胆红素、凝血酶原时间等指标的异常，就可以放心使用二甲双胍。而且，由于二甲双胍能改善胰岛素抵抗、调节糖脂代谢，许多使用脂肪肝常规保肝药物无效的脂肪肝患者在用了二甲双胍后，血清转氨酶恢复了正常。因此，转氨酶异常不但不是脂肪肝患者使用二甲双胍的禁忌证，反而是其适应证之一
	心功能不全	心功能不全是由不同病因引起的心脏舒缩功能异常，以致在循环血量和血管舒缩功能正常时，心脏泵出的血液达不到组织的需求，或仅能在心室充盈压增高时满足代谢需要。心肺功能不全等组织缺血、缺氧情况下，容易出现乳酸性酸中毒。这些情况是二甲双胍的禁忌证
结语		肝、肾、心功能不全的患者尽量不要用二甲双胍，但转氨酶异常并不等于肝功能不全，因此，转氨酶异常不是二甲双胍的禁忌证

148. 脂肪肝患者能用降血脂药吗

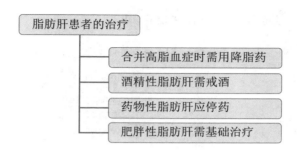

典型案例		李女士，单位体检发现自己有轻度脂肪肝，她很害怕，就问医生是不是要吃降血脂的药，后来医生解释，脂肪肝不一定血脂就高，她这种情况，多运动、控制饮食即可
脂肪肝患者的治疗	合并高脂血症时需用降脂药	脂肪肝假如不伴有高脂血症，那么就不需要用降血脂药物。如果脂肪肝患者伴有高脂血症，应根据高脂血症的原因、程度以及发生心脑血管疾病的概率，酌情决定是否要用降血脂药物。如果脂肪肝血脂异常伴有冠心病，或者是有高脂血症家族史并且血脂增高明显，则要采用较为积极的降血脂药物治疗
	酒精性脂肪肝需戒酒	对于酒精引起的脂肪肝，如果伴有高脂血症，那么戒酒对于降低血脂和减轻脂肪肝都有好处，若戒酒后仍不能改善，可以用降血脂药
	药物性脂肪肝应停药	如果是药物引起的脂肪肝，能停药则尽量停药。如果不能停药，而血脂又不是太高，就不要管它，因为如果用药物处理，就会增加肝脏负担
	肥胖性脂肪肝需基础治疗	与肥胖、糖尿病相关的脂肪肝，往往表现为血三酰甘油轻、中度升高。对于这种患者最重要的是基础治疗，即首先采取控制饮食、增加运动、改变生活方式以及应用改善胰岛素抵抗的药物来控制体重、血糖、血脂和治疗脂肪肝。如果3～6个月后血脂水平仍呈中重度增高，可酌情使用降血脂药物。也有一些脂肪肝患者同时存在血浆胆固醇代谢紊乱，如果基础治疗无效，要及时加用他汀类降血脂药物
结语		脂肪肝由多种原因引起，应根据不同病因进行对症治疗

149. 哪些肥胖患者需要外科手术治疗

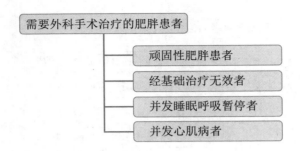

需要外科手术治疗的肥胖患者
- 顽固性肥胖患者
- 经基础治疗无效者
- 并发睡眠呼吸暂停者
- 并发心肌病者

典型案例		赵先生，身材高大，体态肥胖，达 140kg，经过控制饮食及增加运动量，体重仍然高居不下，后来医生建议他行胃成形术，使胃缩小，从而抑制食物摄入，体重逐渐降下来了
需要外科手术治疗的肥胖患者	顽固性肥胖患者	顽固性肥胖，是指通过饮食及药物瘦身，体重仍无明显下降者。有人主张以 127kg 为界线，超过此者均为顽固性肥胖。造成顽固性肥胖的主要原因有：精神受刺激；生活不愉快；或某些人为因素促进多食；某些严重的内分泌疾病。对于顽固性肥胖患者，当在门诊上采取一些措施而治疗失败时，最好收入院进行手术
	经基础治疗无效者	经饮食、运动、行为治疗以及药物治疗后无效，或体重指数 $35\sim40kg/m^2$ 之间需要手术治疗。常用的减肥手术有两大类：缩小胃，以抑制食物摄入为主的手术方法，比如胃短路术，胃成形术；减少小肠消化吸收的面积，从而降低热量的吸收，如空肠回肠短路术
	并发睡眠呼吸暂停者	睡眠呼吸暂停综合征 40~60 岁多见，男性超重中老年人更常见。临床特征是由响亮鼾声、短暂气喘及持续 10 秒以上的呼吸暂停交替组成，呼吸暂停表现口鼻气流停止，但胸腹式呼吸仍存在。肥胖是引起咽部狭窄的因素之一。减肥可以缩小气道阻塞的程度
	并发心肌病者	心肌病是一组由于心脏下部分腔室（即心室）的结构改变和心肌壁功能受损所导致心脏功能进行性障碍的病变。此类肥胖患者最好进行手术减肥
结语		顽固性肥胖经基础治疗无效、并发睡眠呼吸暂停及心肌病的肥胖患者需要外科手术治疗，但手术也有一定的风险

预防保健篇

150. 怎样预防脂肪肝

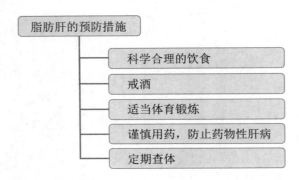

脂肪肝的预防措施
- 科学合理的饮食
- 戒酒
- 适当体育锻炼
- 谨慎用药，防止药物性肝病
- 定期查体

典型案例	张先生，44岁，体形偏胖，是一家单位办公室主管，经常接待应酬饭局，长期过度吃喝，结果患上了重度脂肪肝，后来他每天坚持步行上班，尽量减少高脂饮食，减少喝酒的次数，脂肪肝由重度变为轻度

脂肪肝的预防措施	科学合理的饮食	调整膳食结构，坚持以植物性食物为主，动物性食物为辅，从而防止热量过剩
	戒酒	对常年嗜酒者来说，彻底戒酒是预防酒精性肝病的唯一有效方法
	适当体育锻炼	在肥胖病的形成原因中，活动过少比摄食过多更为重要。因此，为了健康的需要，应根据自身情况，坚持参加中等运动量的锻炼，并持之以恒。避免养成久坐少动的习惯
	谨慎用药，防止药物性肝病	药物均具有两重性，有治疗疾病的一面，也有产生不良反应的有害一面。肝脏是药物代谢的主要场所，用药不当易产生药物性肝病。故严格掌握用药指征，合理调整药物剂量和疗程，避免长期应用四环素、糖皮质激素、合成雌激素及某些降血脂药物，以防药物性脂肪肝
	定期查体	对于有肥胖症、糖尿病、高脂血症和脂肪肝家族史的个体，应有自我保健意识，定期查体，以早期发现肥胖症、糖尿病等疾病，阻止病情发展
结语		全民应避免肥胖、嗜酒等危险因素，从而预防脂肪肝的发生

151. 脂肪肝患者如何进行生活调养

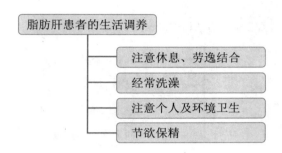

典型案例	庞先生，脂肪肝患者，其代谢比较旺盛，夏天出汗较多，尤其是稍微走路就觉得全身不适，他又是油性皮肤，因此经常发生毛囊炎，后来在医生的建议下，让他多洗澡，勤换衣服，保持个人卫生，情况有所好转

脂肪肝患者的生活调养	注意休息、劳逸结合	肝病患者要注意休息是必要的，但并不意味着整日卧床休息。起居有时，避寒暑，劳逸结合。急性期宜卧床休息，恢复期要注意适当活动。更重要的是注意避免过度劳累，因为劳则耗伤气血，会使肝脏生理功能负担过重，以致脏腑得不到充分的营养，使正气虚弱，病程延长
	经常洗澡	由于疾病的影响，体内常有一些代谢废物排出，尤其是夏季或剧烈活动后，出汗比平常增多，皮肤上的油质与汗液、灰尘混在一起，形成污垢，阻塞汗腺的开口，使排汗不畅，影响人体的新陈代谢，使细菌生产繁殖，有时还会引起汗斑、毛囊炎、疖、痈、脓疱疹等皮肤病
	注意个人及环境卫生	肝病患者还要经常换洗和晾晒衣服，并要注意不要在大汗时脱衣服；汗后及时换洗衣服；更不宜久穿紧身衣，要随天气的变化经常更换衣服。要经常剪手指甲，勤洗手。劳累之时，宜用温水泡脚，冬天要注意保暖，有出血点时要注意及时治疗，保持大便通畅。注意室内外环境卫生，保持通风，适当晒太阳，避免潮湿、霉变
	节欲保精	注意节欲保精，在重症肝炎、慢性活动性肝炎以及其他疾病的治疗中及初愈后，都不应过多进行性生活，这对疾病的治疗具有积极的意义

结语	脂肪肝患者应注意休息、劳逸结合，并要注意个人及环境卫生

152. 脂肪肝患者如何进行精神调养

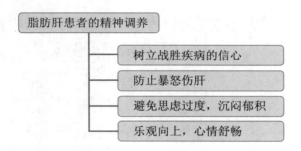

典型案例		李先生，平时酷爱喝酒，运动也少，并且脾气暴躁，经常因为一点小事就大发雷霆，查体发现脂肪肝。后来医生告诉他，喝酒伤肝，生气更伤肝，使得肝火更旺，容易加重病情。李先生听了医生的建议，慢慢地减少饮酒量，凡事也都不往心里去，每天都保持好的心情，并经常锻炼身体，经过一段时间的调养，再次复查时脂肪肝竟然明显好转
脂肪肝患者的精神调养	树立战胜疾病的信心	意志坚强者可多避免外界不良刺激，增强抗病能力；意志脆弱者，多神怯气虚，抗病能力弱，易遭病邪侵害，更应注意精神调养，随时注意预防疾病的发生
	防止暴怒伤肝	中医认为肝主疏泄，肝病患者最怕恼怒及其他不良刺激，首先要防止暴怒伤肝，凡是爱生气的患者，大多会加重病情
	避免思虑过度，沉闷郁积	宜保持平和的心态，淡泊宁静，避免久思多虑加重病情，可以采用宣泄法，如向熟人、亲朋好友讲述自己的心情，其他未患病的健康人，要和患者建立良好的人际关系，也可采用转移法，如外出旅游、培养琴棋书画的爱好
	乐观向上，心情舒畅	保持乐观向上，心情舒畅，情绪饱满，可以增强机体的免疫功能，提高抗病能力，切莫因疾病产生悲观、消沉、畏惧等情绪。平时应适当参加文体活动，振奋精神，从而有效排遣消沉、沮丧和忧悲等不良情绪
结语		脂肪肝患者应调养心神，保持心理平衡，减缓疾病带来的心理压力

153. 日常生活中如何预防脂肪肝

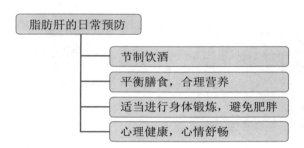

典型案例		刘先生，平时不怎么爱喝酒，也经常进行适当运动，但还是有脂肪肝，这是为什么呢？原来他往往经受不住美食的诱惑，特别爱吃，并且遇到烦心事不知道排遣，爱生闷气，这些导致他肝气不顺，再加上高脂饮食，所以导致脂肪肝
脂肪肝的日常预防	节制饮酒	少量饮酒对身体有益，而长期酗酒就对身体有害。长期酗酒使饮食减少，体内脂肪分解减慢，造成脂肪在肝内沉积，从而形成脂肪肝，所以在日常生活中不要长期、大量饮酒
	平衡膳食，合理营养	蛋白质、热量长期摄入不足，长期饥饿是脂肪肝形成的又一病因，所以平时饮食要注意合理搭配、饮食多样化，不要偏食。牛奶、鸡蛋、肉类、杂粮、蔬菜、水果，要适当调配，避免营养缺乏。原则上要做到合理控制能量摄取；合理分配三大营养要素比例，增加优质蛋白摄入，控制脂肪摄入，适量糖类饮食、限制单糖和双糖的摄入；适当补充维生素、矿物质及膳食纤维；充分合理饮水同时戒酒和改变不良饮食习惯，实行有规律的一日三餐
	适当进行身体锻炼，避免肥胖	尤其是长期从事脑力劳动的人，要进行身体锻炼，每天步行或骑自行车半小时以上。体胖者要节制饮食，多运动以消耗体内多余的脂肪，以达到减肥的目的
	心理健康，心情舒畅	脂肪肝患者应调养心神，保持心情舒畅，心理平衡，心理健康，减缓疾病带来的心理压力。保持乐观向上，情绪饱满，可以增强机体的免疫功能，提高抗病能力，不要因疾病产生悲观、消沉、畏惧等情绪
结语		少饮酒、合理膳食、多锻炼、控制体重、心情好能有效预防脂肪肝

154. 节假日如何预防脂肪肝

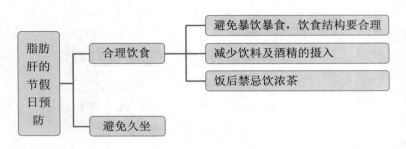

典型案例		戴先生，是单位办公室主管，他是"三围人士"，即回家围着电视，办公室围着电脑，出门围着汽车，结果年纪轻轻就形成了脂肪肝
脂肪肝的节假日预防	合理饮食	（1）饮食行为之一：暴饮暴食，肥腻饮食为主，大鱼大肉，高脂肪、高热量的食物全盘吸收，不仅容易导致肠胃疾病，还能导致机体脂肪物质的代谢异常，因此，易患脂肪肝。饮食结构要合理，三餐分配应遵循"朝四暮三"原则，即按早、中、晚，4:3:3 的比例分配三餐，重点在于控制晚餐，不吃夜宵，不吃零食和甜食，睡前不进食 （2）饮食行为之二：饮料与饮酒并齐，俗话说"酒逢知己千杯少"，亲朋好友聚会，不仅爱多吃，还爱多喝。尤其是可乐、酒精。可乐可致肥胖，而肥胖是脂肪肝的一个病因；酒精伤肝，其危害不言而喻 （3）饮食行为之三：饭后立即饮浓茶，其实这种做法是不对的。茶叶中含有大量鞣酸能与蛋白质合成具有吸敛性的鞣酸蛋白质，使肠蠕动减慢，容易造成便秘，并且增加了有毒物质和致癌物质对肝脏的毒害作用，容易引起脂肪肝
	避免久坐	在家坐着打麻将、看电视，直到累得不行才停止。实际上，眼睛的疲劳和脑力上的疲劳与您自觉的身体上的疲劳一样，均能影响肝病的康复。另外，长时间地看电视，因剧情起伏而引起患者情感上的波动也是有害而无益的。应注意劳逸结合，避免眼睛过度疲劳，尽量不要长时间看电视
结语		节假日或周末如果多吃少动，生活单一，容易引起脂肪肝

155. 如何防止脂肪肝复发

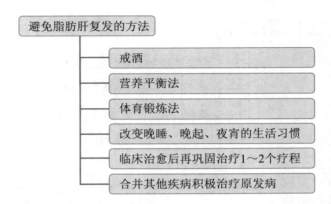

典型案例		刘先生，曾经患有脂肪肝、糖尿病，后来在医生的建议下减少酒精的摄入，经常锻炼身体，合理膳食，并且有效控制好血糖，其脂肪肝明显好转
避免脂肪肝复发的方法	戒酒	长期酗酒就对身体有害，长期酗酒使饮食减少，体内脂肪分解减慢，造成脂肪在肝内沉积，易造成脂肪肝复发
	营养平衡法	平时饮食要注意合理搭配、饮食多样化，不要偏食。牛奶、鸡蛋、肉类、杂粮、蔬菜、水果，要适当调配，避免营养缺乏。原则上要做到合理控制能量摄取；合理分配三大营养要素比例，增加优质蛋白摄入，控制脂肪摄入，适量糖类饮食、限制单糖和双糖的摄入；适当补充维生素、矿物质及膳食纤维
	体育锻炼法	长期从事脑力劳动的人应加强体育锻炼，每天步行或骑自行车半小时以上，尽量避免长期久坐
	改变晚睡、晚起、夜宵的生活习惯	按时作息，养成良好的作息习惯，避免熬夜，吃夜宵，早上要早起，并可以进行适当的身体锻炼；改变不良饮食习惯，实行有规律的一日三餐
	临床治愈后再巩固治疗1～2个疗程	脂肪肝经临床治疗后，应坚持巩固治疗1～2个疗程，以防脂肪肝反弹，让其彻底治愈
	合并其他疾病积极治疗原发病	一些代谢性疾病、内分泌疾病、消化性疾病也会影响肝脏的功能，需要积极治疗这些原发病，才能有效地控制脂肪肝的复发
结语		戒酒、合理膳食、多锻炼、良好作息能有效预防脂肪肝的复发

156. 脂肪肝患者饮食如何适应季节变化

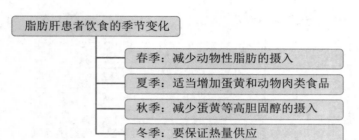

典型案例	李阿姨，曾患有脂肪肝，在听取了医生给她讲解的脂肪肝与四季饮食的关系后，她很用心地学习四季饮食膳方以及常用防治脂肪肝的食物和药物，其血脂水平一直处于正常状态，脂肪肝也没再复发

脂肪肝患者饮食的季节变化	春季	春季血清三酰甘油水平偏高，所以春季要减少动物性脂肪的摄入，同时要控制总能量的摄入。常见的饮食包括：海带烧木耳、香菇降脂汤、决明子粥、芙蓉豆腐汤、三丝菠菜、冬瓜降脂汤、香菇烧菜花、醋炒银芽芹菜、荷花豆腐、菜心炒腐竹、金针菇拌银芽
	夏季	夏季人体胆固醇水平最低，所以夏季应适当增加蛋黄和动物肉类食品，保证体内所需胆固醇的供应。常见的饮食包括：薏米银耳羹、珠落玉盘、苦瓜烧豆腐、金银花粥、薏米粥、黑木耳烧豆腐、冬瓜草鱼汤、香菇炒油菜、茯苓薏米粥
	秋季	血清胆固醇水平以秋季最高，而血清三酰甘油水平秋季最低，所以秋季要减少蛋黄、动物内脏等胆固醇食品的摄入，可适当增加动物性脂肪和植物油的摄入，防止血浆胆固醇的增高和三酰甘油的减少。常见的饮食包括：凤翅海参、山楂黄精粥、五味银叶红枣蜜、冬瓜薏米汤、绿豆海带粥、酿黄瓜、芝麻小白菜、首乌芹菜粥、沙参枸杞粥、丹红黄豆汁、降脂粥
	冬季	冬季应保证热量的供应。常见的饮食包括：葱爆兔肉片、首乌黑豆炖甲鱼、竹笋炖鸡条、番茄煮牛肉、山药枸杞蒸鸡、枸杞烧牛肉、薏米鸭肉、夏枯草丝瓜饮、黄芪灵芝粥、赤小豆鲫鱼汤
结语		脂肪肝患者应注意不同季节的饮食，防治高脂血症

157. 过度节食、减肥是否有利于脂肪肝

过度节食不利于脂肪肝的原因

血糖过低易导致肝内脂肪堆积

蛋白质摄入不足易造成血脂升高

典型案例		杨阿姨，体态较为丰满，体重超标，患有脂肪肝，她后来看到一则信息说肥胖容易导致脂肪肝。因此，杨阿姨开始减肥，过度的节食，每天只吃水果蔬菜，不吃主食，结果一个月就减了 15 斤。后来她经常会感觉头晕、体虚，到医院进行检查，结果发现脂肪肝不但没有减轻，反而加重了，后来医生告诉她不能盲目节食减肥，快速减肥不但不能减轻脂肪肝，还会加重脂肪肝，应该做到合理膳食，多运动，控制体重
过度节食不利于脂肪肝的原因	血糖过低易导致肝内脂肪堆积	血糖过低刺激交感神经功能亢进，脂肪细胞动员大量脂肪酸进入血液以补充能量，血中的游离脂肪酸增多，超过肝脏的脂代谢能力，形成肝内脂肪堆积。应当适量糖类饮食、限制单糖和双糖的摄入；适当补充维生素、矿物质及膳食纤维。平时饮食要注意合理搭配、饮食多样化，不要偏食。牛奶、鸡蛋、肉类、杂粮、蔬菜、水果，要适当调配，避免营养缺乏
	蛋白质摄入不足易造成血脂升高	蛋白质摄入不足，使载脂蛋白合成障碍，脂肪的转运能力下降，血脂升高，肝脏脂肪不能及时运出去，造成肝内脂肪堆积。如果近期体重下降太快（每月超过 5kg），易诱发或加剧脂肪肝。要做到合理控制能量摄取；合理分配三大营养要素比例，增加优质蛋白摄入，控制脂肪摄入。体胖者要适当节制饮食，不能过度节制，加强运动及身体锻炼，增加消耗体力的时间，消耗体内多余的脂肪，以达到减肥的目的
结语		过度节食减肥不仅无益于脂肪肝治疗，还会加重脂肪肝

158. 肥胖性脂肪肝患者如何减肥

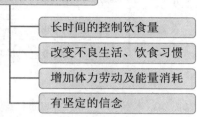

典型案例		谢阿姨，因为经常高脂饮食，结果长期下来，体重严重超标，并且患有高血压、高脂血症、脂肪肝，她平时也不怎么运动，脂肪肝越来越重，血脂越来越高。后来，她听取医生的建议，管好自己的嘴巴，低盐、低脂饮食，并且经常饭后慢走，半年下来，体重逐渐下降，脂肪肝也从重度变成了中度
肥胖性脂肪肝患者的减肥措施	长时间的控制饮食量	一时的节食不利于减肥，也不会奏效，应该长期坚持。开始阶段减肥速度不宜过快，每月体重下降最好不超过 5kg，并需注意在短期的体重明显下降后，还有一段时间虽然体内脂肪在减少，但体重下降幅度变小，易给患者造成减肥无效的错觉。减肥取得显著效果后，此时患者自认为减肥成功，容易放松对自己饮食的控制，使能量再度摄入过多，结果前功尽弃。因此患者应长期坚持减肥，只有这样才能巩固疗效，避免体重回升
	改变不良生活、饮食习惯	按时作息，养成良好的作息习惯，避免熬夜，吃夜宵，改变不良饮食习惯，实行有规律的一日三餐。肥胖者应遵循国际医学界制定的"不饥饿、不腹泻、不反弹"的三不原则
	增加体力劳动及能量消耗	长期从事脑力劳动的人应加强体育锻炼，每天步行或骑自行车半小时以上，增加能量消耗，从而控制体重，应尽量避免长期久坐，避免吃完饭后就窝在沙发上看电视
	有坚定的信念	减肥不能一蹴而就，应该长期坚持，并且患者应该对自己有信心，要有持久的耐力，以自身健康为重，综合应用各种减肥方法，控制体重
结语		肥胖性脂肪肝患者应适当控制饮食，增加体力劳动及能量消耗

159. 哪些食物可以防治脂肪肝

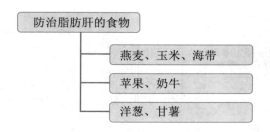

典型案例	曹阿姨患有脂肪肝，她每天除了步行半小时外，在饮食方面也特别注意，经常吃一些燕麦、玉米、海带、大蒜、苹果、奶牛、洋葱、甘薯、胡萝卜、花生、葵花籽、山楂等，结果其血脂逐渐降为正常，脂肪肝也变成轻度了	
防治脂肪肝的食物	燕麦	含丰富的亚油酸和丰富的皂苷素，可降低血清胆固醇、三酰甘油
	玉米	含丰富的钙、硒、卵磷脂、维生素 E 等，具有降低血清胆固醇的作用
	海带	含丰富的牛磺酸，可降低血及胆汁中的胆固醇；食物纤维褐藻酸，可以抑制胆固醇的吸收，促进其排泄
	苹果	含有丰富的钾，可排出体内多余的钾盐，维持正常的血压
	牛奶	因含有较多的钙质，能抑制人体内胆固醇合成酶的活性，可减少人体内胆固醇的吸收
	洋葱	所含的烯丙基二硫化物和硫氨基酸，不仅具有杀菌功能，还可降低人体血脂，防止动脉硬化；可激活纤维蛋白的活性成分，能有效地防止血管内血栓的形成
	甘薯	能中和体内因过多食用肉食和蛋类所产生的过多的酸，保持人体酸碱平衡。甘薯含有较多的纤维素，能吸收胃肠中较多的水分，润滑消化道，起通便作用，并可将肠道内过多的脂肪、糖、毒素排出体外，起到降脂作用
结语	燕麦、玉米、海带、苹果、奶牛、洋葱、甘薯有降脂作用，脂肪肝患者可以多食用	

160. 高脂血症患者的饮食应注意什么

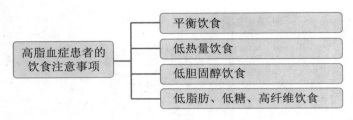

典型案例		刘先生，患有糖尿病，平时挺爱吃各种甜食，后来查体发现患有脂肪肝，后来医生建议他控制血糖，低糖、低脂饮食，坚持半年，其血糖控制在正常水平，脂肪肝也减轻了
高脂血症患者的饮食注意事项	平衡饮食	很多患有高血脂的人完全素食、偏食，这是个误区，对身体是很不利的。我们从饮食中获得的各种营养素，应该种类齐全，比例适当，如果在两周内所吃的食物没有超过 20 个品种，说明饮食结构有问题
	低热量饮食	控制饮食的量，旨在达到和维持理想体重，对于体型肥胖的高血脂患者，通常是每周降低体重 0.5～1kg 合适
	低胆固醇饮食	胆固醇每日总摄取量应低于 300mg，胆固醇只在动物性食品中才有，植物性食品中不含胆固醇。各种肉类（包括鸡、鸭、鱼、猪、牛、羊等）平均每 50g 含 20～30mg 胆固醇
	低脂肪饮食	尽量少吃饱和脂肪酸的食物，包括动物性食品（肥肉、全脂奶、奶油、猪油、牛油）和部分植物性食品（烤酥油、椰子油、椰子、棕榈油）。烹调用油宜选择较多不饱和脂肪酸的油，例如大豆油、玉米油、红花籽油、葵花籽油、蔬菜油、橄榄油、花生油、芥花油、苦茶油。另外，鱼类及豆类的饱和脂肪酸含量较少，亦可多考虑用以取代其他肉类，作为蛋白质来源
	低糖饮食	少吃含糖分高的食品，如各种甜品
	高纤维饮食	如各类水果、豆类、燕麦片、洋菜、木耳、海带、紫菜、菇类、瓜类、荚豆类及蔬菜茎部
结语		高脂血症患者应注意吃得明白，吃得健康，应平衡饮食，低热量、低胆固醇、低脂肪、低糖、高纤维饮食

161. 减肥过程怎样减轻饥饿感

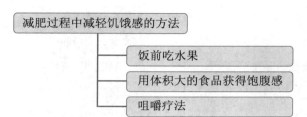

典型案例		徐阿姨, 体态较胖, 并且有高血压、高血脂、高胆固醇, 医生建议其适当控制饮食, 慢慢减轻体重。可是, 她减少饮食量后总有饥饿感, 有时候控制不住自己, 饿得不行了, 又吃了些食物, 结果体重不但没有减下去, 反倒又增重了几斤。她很困惑, 后来在朋友的建议下, 饭前吃水果, 并且吃饭时减慢速度, 细嚼慢咽, 多喝粥汤之类的食物, 结果饥饿感有所减轻, 体重也轻松减了下来
减肥过程中减轻饥饿感的方法	饭前吃水果	在吃饭前吃一个水果, 如苹果、桃子、香蕉、西瓜、梨或黄瓜等。吃了有体积、热量低的食物, 可以在某种程度上抑制食欲。坚持一两周的时间, 慢慢习惯之后, 就可以将水果减半。减半后再无饥饿感就算这种办法成功, 胃也适应了节食。饭前或进食时喝不加糖的果汁或清淡的冬瓜、番茄、青菜汤以及紫菜汤也可以增加饱腹感
	用体积大的食品获得饱腹感	海带、海藻、魔芋、蘑菇类食品中含热量较少。将这类食品和豆腐、胡萝卜、凉粉、黄瓜等体积大的食品混合在一起加调料煮熟或凉拌。这样做成的食品热量低、体积大, 比同等热量的食品更易解决肥胖者"难以饱腹"之苦
	咀嚼疗法	减慢进食速度, 细嚼慢咽每一口食物, 或吃一些难以咀嚼的食物, 以延长进食时间, 可增加饱腹感、减少进食量
结语		减肥过程很容易感到饥饿感, 饭前吃个水果、用低热量、体积大的食品获得饱腹感、咀嚼疗法可以减轻饥饿感

162. 如何饮食防治肥胖性脂肪肝

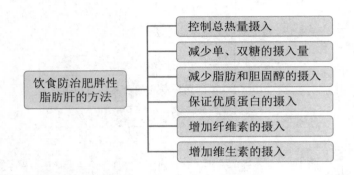

典型案例	刘先生患有脂肪肝，他饭量特别大，并且爱吃甜食，脂肪肝日日加重，后来医生建议他减少糖的摄入量，少吃含糖分高的水果，并进行少食多餐，加强体育锻炼，其脂肪肝逐渐减轻	
饮食防治肥胖性脂肪肝的方法	控制总热量摄入	轻度肥胖者首选持续低热量的减食疗法，重度肥胖者最好采用低热量饮食疗法
	减少单、双糖的摄入量	碳水化合物的摄入应该占总热量的50%左右为宜，主要由稻谷、蔬菜、水果等多糖提供
	减少脂肪和胆固醇的摄入	兽肉的胆固醇高于禽类，肥肉高于瘦肉，贝壳类和软体类高于一般鱼类，蛋黄、鱼子、蟹黄及动物内脏的胆固醇较高
	保证优质蛋白的摄入	蛋白质摄入不足可加剧肝内脂肪沉积。不同食物中蛋白质的含量和质量有差异。豆类、豆制品、瘦肉、鱼类、牛奶、鸡蛋清、兔肉等都是脂肪肝患者的理想选择
	增加纤维素的摄入	肥胖性脂肪肝患者由于限制了食物的摄入量，常常会产生饥饿感。饮食中保证足够的纤维素可延缓胃的排空，增加饱腹感，有利于减轻餐后血糖增高、降低血脂、防止便秘。富含膳食纤维的食物有玉米麸、糙米、豆类、香菇、魔芋、海带、木耳等
	增加维生素的摄入	应适当多进食维生素丰富的蔬菜和水果。但是由于水果的含糖量较高，故应选择苹果、梨、樱桃、橘子等含糖量较低的水果，并放在两餐之间饥饿时进食
结语	肥胖性脂肪肝一定要合理膳食，有好的饮食结构	

163. 为什么脂肪肝患者应少吃大蒜

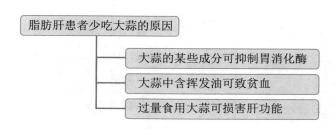

| 脂肪肝患者少吃大蒜的原因 |
| 大蒜的某些成分可抑制胃消化酶 |
| 大蒜中含挥发油可致贫血 |
| 过量食用大蒜可损害肝功能 |

典型案例	王先生患有脂肪肝，因为脂肪肝患者的饮食很重要，他很爱吃大蒜，尤其是腌制的大蒜，而老婆为了他的身体，限制他吃大蒜。后来他咨询了医生，肝病专家解释，脂肪肝患者是可以吃大蒜的，但要适量，否则就有可能加重肝脏负担，导致病情恶化，并且最好是生吃，腌制的大蒜时间不宜过久
脂肪肝患者少吃大蒜的原因	大蒜的某些成分可抑制胃消化酶
	大蒜性温、味辛辣，具有行滞气、暖脾胃、解毒杀虫等功效，大蒜的有效成分具有较强的抗细菌、抗真菌及对白喉、伤寒、副伤寒、结核杆菌等都有较强的抑菌和杀菌作用。临床用于治疗细菌性痢疾、阿米巴痢疾、流行性脑脊髓膜炎等疾病都有良好的疗效。但并不是所有的人都适合吃大蒜，大蒜里含的某些成分，对胃肠道有刺激作用，可抑制胃消化酶的分泌，影响食欲和食物的消化吸收。有胃肠道疾病特别是有胃十二指肠溃疡的人不宜吃大蒜。发了芽的大蒜疗效果不大，腌制大蒜不宜时间过长，以免破坏有效成分
	大蒜中含挥发油可致贫血
	大蒜中的挥发油可使血液中的红细胞、血红蛋白减少，严重时还会引起贫血，这对于脂肪肝患者的治疗和康复是不利的。所以，脂肪肝患者在患病期间应少食用大蒜
	过量食用大蒜可损害肝功能
	过量食用大蒜可造成肝功能损害，加重病情，且过量食用大蒜会影响视力，故脂肪肝患者要适量食用大蒜。另外，大蒜最好生食，因为大蒜素怕热，遇热后很快分解，其杀菌作用降低
结语	大蒜在保护健康方面功效卓越，但脂肪肝患者应该少吃

164. 为什么吃荤食后不能立即饮茶

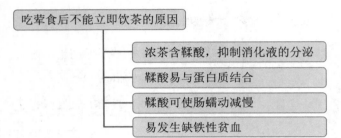

典型案例		刘先生对吃情有独钟，尤其是肉、蛋、鱼等高蛋白食物，并且他还有个习惯，就是吃完这些高蛋白、高脂肪的食物后，喜欢喝茶，觉得这样可以去油腻。结果后来他觉得肝区不适，检查后发现自己得了脂肪肝，医生建议他尽量低脂饮食，也要改掉饭后喝茶的习惯
吃荤食后不能立即饮茶的原因	浓茶含鞣酸，抑制消化液的分泌	茶中的茶多酚具有抗氧化作用，可以软化血管，对心脑血管很有益。不过，饭后喝浓茶也有可能带来意想不到的问题。浓茶中含有大量的鞣酸，当鞣酸进入胃肠道后，会抑制胃肠道的蠕动和胃酸的分泌，从而导致消化不良
	鞣酸易与蛋白质结合	鞣酸还会与肉类、蛋类、豆类等食物中的蛋白质结合产生凝固作用，影响蛋白质的吸收
	鞣酸可使肠蠕动减慢	鞣酸还具有收敛作用，可使肠蠕动减慢，从而延长粪便在肠道内留停的时间，不但形成便秘，而且还容易使有毒物质和致癌物质被人体吸收，有害人体健康，容易引起脂肪肝
	易发生缺铁性贫血	绿茶含鞣酸10%～24%，饭后立即喝茶，茶水与食物相混，茶叶中的鞣酸与食物结合成不溶性沉淀物，阻碍对铁的吸收，铁缺乏，血红蛋白的合成减少，即发生缺铁性贫血
结语		吃完肉、蛋、鱼等高蛋白、高脂肪的荤食后不要立即喝茶，饭后饮茶的适当时间是餐后约30分钟，若是醉酒较重，饮茶时间更要适当延长。如果口渴最好是喝白开水

165. 如何保持大便通畅

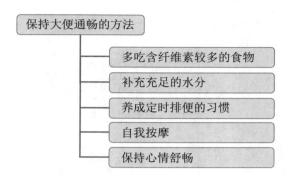

典型案例	李先生由于工作压力大，精神紧张，运动少、饮水少，喜欢吃辛辣食物，酷爱喝酒，再加上处于中老年，身体功能减退，近期经常发生便秘。这都是由于他不良的饮食习惯造成的。医生建议他忌食烈酒、浓茶、咖啡、韭菜、蒜、辣椒等刺激性食物，多吃含纤维素丰富的食品，如各种新鲜蔬菜、水果等，平时多喝开水，有助于大便的软化	
保持大便通畅的方法	多吃含纤维素较多的食物	尽量多吃含纤维素较多的食物，吃洗净的水果、蔬菜，同时补充充足的水分。由于人体缺乏纤维素酶，在肠内不被吸收的纤维物质就会刺激肠壁蠕动和分泌黏液，促进排便。据观察，人们吃富含纤维的食品，12～14 小时就可由肠道排空，而低纤维素食品需要 28 小时以上。而且，纤维素还可维护肠道菌群生态，限制某些肠道菌的增长，使二次胆汁酸降低
	补充充足的水分	便秘患者每天应饮水 2000～3000ml，分 3～4 次，喝白开水或加一点食盐。特别是养成晨起空腹喝一杯温开水的习惯，以润湿肠道，软化粪块
	养成定时排便的习惯	要养成定时排便的习惯，以早上为宜。有便意立即去厕所，无便意也应定时如厕，排便姿势要舒适，应尽可能排净
	自我按摩	早晨起床前及晚上睡觉前做一次按摩，可增强肠蠕动，促进排便。指揉中腹、揉按天枢、揉脐摸腹、掌推侧腹、顺肠蠕动方向按揉
	保持心情舒畅	保持心情安定舒畅，适当锻炼身体，避免久坐久卧，多到户外活动，促进肠蠕动
结语	养成良好的饮食习惯和排便习惯、多饮水才能保持大便通畅	

166. 怎样喝酒才健康

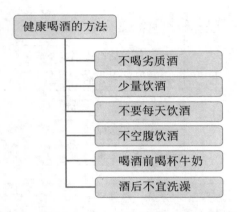

典型案例	李先生由于工作需要，经常要喝酒应酬，结果很快脂肪肝就来了。少量喝酒有助于健康，但过度饮酒或者饮酒不当，就会危害身体健康，譬如空腹饮酒、酒后洗澡等，这些行为都会伤害身体	
健康喝酒的方法	不喝劣质酒	酒精性脂肪肝的根源在于长期饮酒或短期内大量饮酒。至于饮多少酒较为安全，仍无统一的说法。健康人适度饮酒对身体是无害的，但要注意健康饮酒，不要喝劣质酒，因为其中的乙醇和醛类含量高，对身体有害
	少量饮酒	每日饮酒量需保证乙醇量小于 30g（一般白酒不要超过100g，葡萄酒不要超过 150ml）
	不要每天饮酒	最好不要每天饮酒，至少要隔 2 天才能饮 1 次，这样才能给肝脏以休息的时间
	不空腹饮酒	喝酒前先吃些东西，这样可延长乙醇在体内吸收代谢的时间
	喝酒前喝杯牛奶	喝酒前半小时喝杯牛奶，最好是纯牛奶
	酒后不宜洗澡	有的人喝酒后身体发热，想洗个澡让体内的酒精及早挥发掉。事实上，体内的酒精除极少量随汗液排出外，绝大部分须靠体内有关酶的氧化降解，而酒精的代谢速度又基本上与环境温度或人体运动与否有关，故洗热水澡无助于解酒
结语	健康人平时适度饮酒对身体是无害的，但不要过度饮酒，不要喝劣质酒	

167. 充足的睡眠能防治脂肪肝吗

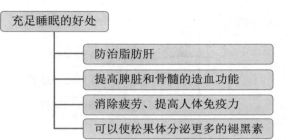

典型案例		王阿姨最近经常会有情绪不稳定、失眠、倦怠、乏力等症状，后来去医院查体，发现自己患有脂肪肝。医生建议她要稳定情绪，保证充足的睡眠，这样才能够防止脂肪肝
充足睡眠的好处	防治脂肪肝	休息能减少机体体力的消耗，而且能减少活动后的糖原分解、蛋白质分解及乳酸的产生，减轻肝脏的生理负担。卧床休息可以增加肝脏的血流量，使肝脏得到更多的血液、氧气及营养的供给，促进肝细胞的康复。因此，对于脂肪肝，尤其是重度脂肪肝的治疗，应着重强调睡眠的重要性
	提高脾脏和骨髓的造血功能	脾脏和骨髓是人体的造血系统，人熬夜一宿，其机体系统的造血功能降低 20%，长期熬夜和睡眠不足是导致贫血的重要因素
	消除疲劳、提高人体免疫力	人体免疫细胞的增殖数量和活性会因睡眠不足而大大降低。免疫力降低，会导致种种疾病发生，如神经衰弱、感冒、胃肠道疾病等
	可以使松果体分泌更多的褪黑素	褪黑素在保障睡眠质量、防止癌症、防止辐射的副作用以及美白皮肤方面起着非常重要的作用。一般睡眠不足的人皮肤粗糙，黯淡，黄褐斑
结语		良好而充足的睡眠对健康的好处有很多，消除疲劳、恢复体力、美容、预防疾病等

168. 为什么说适当体育锻炼可预防脂肪肝

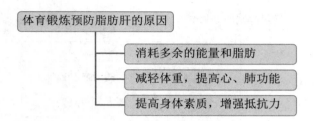

体育锻炼预防脂肪肝的原因

- 消耗多余的能量和脂肪
- 减轻体重，提高心、肺功能
- 提高身体素质，增强抵抗力

典型案例		陈妈妈 55 岁时患有重度脂肪肝，然而为了割肝救患有先天性肝功能不全疾病的儿子，风雨无阻每天暴走 10km，7 个月的暴走使其体重由 66kg 减至 60kg，脂肪肝也消失了
体育锻炼预防脂肪肝的原因	消耗多余的能量和脂肪	随着交通工具越来越先进，许多人已习惯于以车代步，造成活动量明显不足，热量消耗过少，加上饮食营养摄入过多，很容易引起过多的能量转化为脂肪而存积于肝脏等器官。尤其是对那些肥胖性脂肪肝患者来说，体育活动量不足其危害程度甚至大于营养摄入过多。适当参加一些体育活动，可以消耗部分多余的能量和脂肪，降低血浆总胆固醇和三酰甘油水平，这对预防和治疗许多类型的脂肪肝均有益处。当然，体育活动及其活动量也要因人和因病情而异
	减轻体重，提高心、肺功能	平时多参加体力劳动、多走动、多上楼梯及爬山坡、长跑、竞走、游泳、骑自行车、耐力体操及节律操、徒步旅行等，以助减轻体重，提高心、肺功能
	提高身体素质，增强抵抗力	生命在于运动，坚持体育活动，不仅可以增进健康，而且可以预防疾病。对于脂肪肝患者，适当地进行身体锻炼可以有效地提高心血管和呼吸功能，促进新陈代谢，并能减少脂肪的积累
结语		体育锻炼可以消耗多余的能量和脂肪，降低血浆总胆固醇和三酰甘油水平，能够防治脂肪肝

169. 肥胖性脂肪肝患者应怎样运动

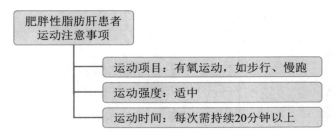

典型案例	葛阿姨曾患有脂肪肝，血脂也高，一直服用降血脂药，可血脂始终稍高，后来她每天三餐后都坚持走半个小时，半年下来，她的血脂正常了，脂肪肝也明显减轻	
肥胖性脂肪肝患者运动注意事项	运动项目	运动项目主要选择中等强度的有氧运动，包括中速步行（每分钟 120 步左右）、慢跑、骑自行车、游泳、做广播体操、跳舞、打羽毛球等。具体可以按照个人身体状态和爱好，因地制宜选择其中几种项目
	运动强度	针对脂肪肝治疗，运动强度不能过小。一般情况，锻炼时心率或脉搏至少要维持在每分钟 100 次以上，但最高心率不宜超过 200 减去实际年龄。锻炼后只有轻度疲劳感，而精神状态良好，食欲和睡眠正常，说明强度合适
	运动时间	一般的有氧锻炼，每次需要持续 20 分钟以上才能有效。因为至少运动 20 分钟后人体才开始由脂肪供能，且随运动时间延长，脂肪氧化供能的比例越大，效果也越明显。当然，最长也不能超过 60 分钟。在整个运动过程中可分为 3 个时期：一为热身期，5~8 分钟。此时，主要进行一些伸展性的、柔软的大肌群活动。二为锻炼期，20~30 分钟。三为冷却期，目的是使身体逐步恢复到运动以前的状态，占 8 分钟左右，可做一些舒缓运动，避免血液在组织中滞留
结语	肥胖性脂肪肝患者可以做一些运动强度不是太大的有氧运动，例如走路、慢跑、骑自行车、游泳等，每次持续 20 分钟以上	

170. 如何预防儿童患脂肪肝

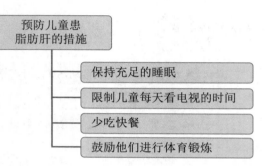

典型案例		小明是 4 年级学生，他最爱吃的就是汉堡包、炸鸡腿等快餐食品，现在他的体重已达 70kg，严重超标。后来去医院体检，发现患有脂肪肝
预防儿童患脂肪肝的措施	保持充足的睡眠	很多父母都以为，孩子睡得愈多，愈容易肥胖，而实情却正相反。研究人员指出，睡眠时间愈长，体内就会产生愈多的激素，而激素具有燃烧脂肪的作用。因此，保持充足的睡眠对儿童的正常发育十分重要，睡眠不足反而易致肥胖
	限制儿童每天看电视的时间	许多儿童有边看电视边吃东西的习惯，不知不觉地就会饮食过量。而且电视看多了，体育活动就少了，身体就容易长"膘"。所以，要限制儿童每天看电视的时间
	少吃快餐	在许多人特别是儿童的心目中，各种风味不同的快餐是开心的代名词，是令人垂涎欲滴的美味，但营养学家却给快餐起了个绰号——垃圾食品。发达国家多种"富贵病"祸患长期危害的根源在于有些快餐的"三高"（高热量、高脂肪、高蛋白）。快餐可以引起肥胖，常吃快餐食品，进入体内的高蛋白、高热量、高脂肪，促使人体发胖。肥胖成为代谢综合征的祸首。尤其是爱吃快餐的儿童，势必因摄入脂肪和糖分过多，造成热量过剩而变胖
	鼓励他们进行体育锻炼	父母因"爱护"过度而不让"心肝宝贝"参加任何劳动，也不鼓励他们进行体育锻炼。这是不对的，应让他们从小养成锻炼身体的好习惯
结语		脂肪肝的预防应从儿童抓起，合理饮食、多运动、保证充足的睡眠

171. 如何从孕期开始预防儿童肥胖

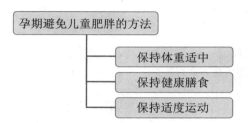

典型案例		陈妈妈刚分娩成功，生了一个大胖娃娃，重达 4.5kg，她自己的体重在孕期也疯狂地增加了 30kg。医生说这样其实很危险，孩子太大了，在分娩过程中会很困难，并且容易造成孩子日后肥胖
孕期避免儿童肥胖的方法	保持体重适中	如果母亲在孕期一些关键阶段没有控制好饮食，会造成宝宝日后肥胖。其实，孕妈妈可以通过改变自己的饮食习惯来"设定"她们腹中胎儿将来的胃口——可以大也可以小。整个孕期中，孕妈妈的体重平均增加 12.5kg。如果孕期体重过轻，容易使胎儿在子宫内发育迟缓或体重低；如果增加太快，容易导致胎儿巨大等不良后果
	保持健康膳食	孕期，特别是妊娠后期，孕妇要加强饮食和体重的管理，合理膳食，既要注意加强营养，又要防止热量过剩。可少食多餐，饮食以清淡易消化为宜，避免油腻食物，多吃蔬菜、水果等碱性食物。特别要注意脂肪的摄入量，主副食合理搭配，防止过分发胖。人体肥胖与否，取决于孕后 3 个月、1 岁、5～7 岁及 11～12 岁几个阶段脂肪细胞的生长积累。如果孩子在这几个关键时期因过量饮食致使脂肪细胞超量生长，以后想尽办法减肥，也只能让脂肪细胞的体积略有缩小，数量上不会有变化
	保持适度运动	孕妈妈可以在医生指导下进行适度的工作和运动，这样既可预防肥胖又有利于胎儿健康
结语		孕期，特别是妊娠后期，孕妇要加强饮食和体重的管理，合理膳食，既要加强营养，又要防止热量过剩，并进行适度运动

172. 肥胖性脂肪肝患者合并哪些疾病应禁止剧烈运动

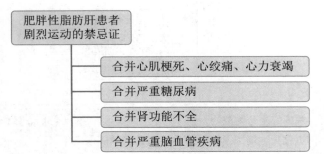

典型案例		徐阿姨，身材偏胖，患有重度高血压，血脂也高，并有脂肪肝。为了降低脂肪肝、降血脂，她天天进行跑步锻炼，后来发现跑完步后总会有头晕的感觉。医生建议她应慢走，不应进行强度较大的跑步，以免发生脑血管意外
肥胖性脂肪肝患者剧烈运动的禁忌证	合并心肌梗死、心绞痛、心力衰竭	合并心肌梗死或心力衰竭时，休息是减少心脏负荷的主要方法，但不强调绝对卧床休息，可根据活动后的自觉症状调整活动强度。不应进行费力的、竞争性的锻炼项目，以及易疲劳的活动。可每日多次步行，每次3～5分钟
	合并严重糖尿病	糖尿病患者运动量、活动方法及注意等诸多方面是有讲究的，了解这些可避免运动不当反为其害。对于中老年糖尿病患者，一般以轻度运动适宜。运动量过大易出现低血糖反应，如饥饿感、出冷汗、心悸、心跳加快，应及时补糖。如果出现胸闷、胸痛或腿痛，应立即停止运动
	合并肾功能不全	肾功能不全说明肾小球损害严重，肾脏排泄代谢废物时已有一定障碍，肌酐尿素氮可偏高或超出正常值。患者可以出现贫血，疲乏无力，体重减轻，精神不易集中等，应避免过量运动
	合并严重脑血管病	严重脑血管疾病患者应避免剧烈活动，以免加重脑供血不足，导致严重后果
结语		肥胖性脂肪肝患者应加强锻炼，多进行运动疗法，但若合并其他脏器严重并发症，应禁止剧烈运动

173. 运动对脂肪肝患者的血脂有什么影响

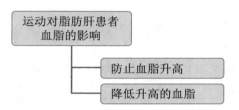

典型案例		张先生患有脂肪肝、高脂血症，每天他都按时服用降血脂药，他的血脂水平虽然没有再升高，但仍高于正常水平。后来他每天都坚持锻炼身体，快走、慢跑、游泳等，半年后他的血脂就恢复正常了
运动对脂肪肝患者血脂的影响	防止血脂升高	加强运动锻炼能够有效地防止血脂升高。运动对机体的脂质代谢具有积极的影响，能提高脂蛋白脂肪酶的活性，加速脂质的运转、分解和排泄。从事体育运动或重体力劳动的人的血清中胆固醇和三酰甘油水平，比同年龄阶段从事一般劳动或脑力劳动的人低，而高密度脂蛋白胆固醇水平比一般人要高。因此，长期、有规律的健身运动，对血脂有明显的调节作用
	降低升高的血脂	适当强度和运动量的持久锻炼，能减轻高脂血症，改善血脂构成，纠正人体生理、生化代谢失调，使脂质代谢朝着有利于健康的方向发展；患有高脂血症而无其他合并症者应保持中等强度运动量，即每天达到慢跑 3～5km 的运动量。运动方式可根据自己的情况及环境而定：慢跑、体操、太极拳、运动操、气功、游泳、爬山、骑自行车等活动，每次不少于 30 分钟，每周不少于 3 次。只要持之以恒，保持一定强度的运动量，就能达到治疗高脂血症、降低冠心病等心脑血管疾病的目的。对于每天在办公室长时间坐着的白领们，可以多选择步行、登楼梯等活动，加速体内代谢、消耗脂肪能量，以改善高脂血症
结语		长期有规律的健身运动，对血脂有明显的调节作用，同时也有利于脂肪肝的康复

174. 脂肪肝儿童的膳食结构应注意什么

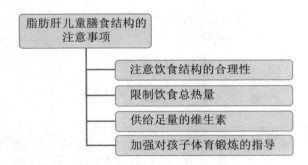

典型案例		亮亮是一名 9 岁的儿童，因为平时爱吃一些高热量、高脂肪的食物，尤其是一些快餐店的食物，不喜欢吃水果，也不爱运动，回到家就喜欢看电视，小小年纪就患有脂肪肝
脂肪肝儿童膳食结构的注意事项	注意饮食结构的合理性	在日常饮食中，要注意饮食结构的合理性，多食牛奶、鱼类、豆制品等富含蛋白质的食物，尽量少摄取猪肉、牛肉食物，以促使肝细胞恢复和再生。改变不良饮食习惯，实行有规律的一日三餐
	限制饮食总热量	主要控制糖类和脂肪的摄入，因为这些营养物质超过热量和代谢需要时，就会变成脂肪储存。原则上要做到合理控制能量摄取，合理分配三大营养要素比例，增加优质蛋白摄入，控制脂肪摄入，适量糖类饮食、限制单糖和双糖的摄入
	供给足量的维生素	适当补充维生素、矿物质及膳食纤维；供给足量的维生素，尤其是维生素 B 族和维生素 C；多吃含糖量低的新鲜蔬菜、瓜果，如芹菜、菠菜、小白菜、黄瓜、冬瓜、竹笋、番茄等
	加强对孩子体育锻炼的指导	对于肥胖儿童更要重视体力活动和体育锻炼，平时要多让他们到户外活动，避免少坐不动
结语		儿童防治脂肪肝，以合理调整饮食、加强体育锻炼为主

175. 孕妇如何预防脂肪肝

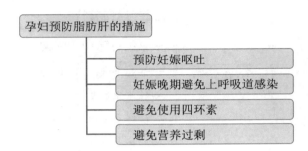

典型案例	杨女士是一位准妈妈，在妊娠晚期，总有饥饿感，因此吃得很多，并且由于肚子越来越大，她的活动不是很方便，活动量也相对少了些。后来感觉肝区不适，检查发现患有妊娠期急性脂肪肝
孕妇预防脂肪肝的措施	**预防妊娠呕吐** 孕妇出现严重而长时间的呕吐后，可有饮食摄入不足导致营养不良的表现，补充足够的热量及营养物质后肝损伤即可消失。随着妊娠呕吐的缓解与控制，肝功能损伤和脂肪肝均可得到缓解
	妊娠晚期避免上呼吸道感染 妊娠期急性脂肪肝少见，一般发生于初次妊娠的第 7~9 个月。常于上呼吸道感染后发病，可迅速发生肝功能衰竭。该病一旦诊断明确，应尽早做剖宫产术终止妊娠，急性脂肪肝常可迅速康复，从而保住母婴生命。自然分娩、引产只会加重病情，故有弊无利。预防呼吸道感染有助于减少妊娠期急性脂肪肝的发生
	避免使用四环素 静脉滴注大剂量四环素后也可迅速发生肝功能衰竭。避免使用四环素有助于减少妊娠期急性脂肪肝的发生
	避免营养过剩 孕妇在妊娠期需要增加营养，且营养的摄入要均衡、多元化，但并不是营养摄入得越多越好。一般而言，孕妇所吸取的营养主要用在 3 个方面：母体本身基本代谢及日常所需的热量（一天约 1800kcal）；供母体增强造血功能、子宫扩大及乳房胀大所需的热量（一天约 100kcal）；供胎儿生长的热量（一天约 150kcal）。除此以外，每天剩余的热量就会转变为脂肪堆积在孕妇的肝内，严重者即形成脂肪肝
结语	妊娠呕吐期和妊娠晚期易出现脂肪肝，因此这两个阶段应预防脂肪肝的发生。同时，应避免使用四环素和营养过剩

176. 孕妇产后如何预防脂肪肝

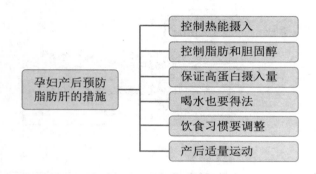

典型案例		李女士刚生产 1 个月，总感觉饥饿，为了保证孩子充足的奶水，她在吃饭上没有节制。结果，体重增加，并且有时感觉肝区不适。到医院进行检查，发现患有轻度脂肪肝
孕妇产后预防脂肪肝的措施	控制热能摄入	尽量不要食用精制糖类、蜂蜜、果汁、果酱、蜜饯等甜食和甜点。适当补充蛋白质，对产妇来说，1.5～1.8g/kg 体重的量比较适宜
	控制脂肪和胆固醇	一天的食物和烹调油所供给脂肪总量应不超过 40g。对含胆固醇高的食物如蛋黄等宜适当控制，少吃油炸和煎的食物，多吃精瘦肉
	保证高蛋白摄入量	蛋白质含量较高的食物可刺激体内新陈代谢，故适当提高蛋白质的摄入量有助于减轻体重
	喝水也要得法	每日摄入适量的水有助于肾脏功能的正常发挥及减轻体重、促进肝内脂肪代谢。建议每日饮水量在 2000ml 左右。最佳选择是白开水、矿泉水以及清淡的绿茶、菊花茶等
	饮食习惯要调整	建立良好的饮食习惯，一日三餐有规律，尽量避免过量摄食、吃夜宵，避免体重增长
	产后适量运动	每天适当安排 1～2 次锻炼身体的时间。可根据自己的条件合理调整，如广播操、慢跑、跳绳、游泳、跳舞等活动。还可以通过擦地、搞卫生等日常家务，达到锻炼的目的
结语		产后要想保持健美的身体，达到避免和减轻脂肪肝的目的，就要劳逸结合，合理安排膳食，保持膳食平衡，生活规律，适当加以锻炼

177. 老年人如何从饮食上预防脂肪肝

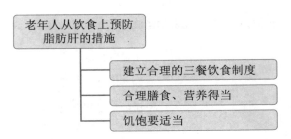

老年人从饮食上预防脂肪肝的措施

- 建立合理的三餐饮食制度
- 合理膳食、营养得当
- 饥饱要适当

典型案例		刘爷爷，60 多岁了，患有糖尿病。医生告诉他一定要控制好血糖，平时注意养成良好的饮食习惯，三餐要定时定量，不要暴饮暴食，也不要摄入过少的蛋白质和热量、处于长期饥饿状态，更不要过多的吃甜食，以免扰乱代谢功能，使得血糖更高，并诱发脂肪肝
老年人从饮食上预防脂肪肝的措施	建立合理的三餐饮食制度	一日三餐定时定量，早餐要吃饱、中餐要吃好、晚餐大半饱，避免过量摄食、吃夜宵等不良习惯，以免扰乱代谢功能，诱发肥胖、糖尿病和脂肪肝。三餐的比例为早餐占全天总热量的 30%，午餐 40%，晚餐 30%
	合理膳食、营养得当	食物多样，以谷类为主；多吃蔬菜、水果和薯类；每天吃奶类或豆类制品；经常吃适量鱼、禽、蛋、瘦肉，少吃肥肉和荤油；食量与体力活动要平衡，保持适宜体重；吃清淡少盐的膳食；限量饮酒；吃清洁卫生、不变质的食物
	饥饱要适当	摄入与消耗相平，饮食宜控制在七八成饱的范围内，切忌暴饮暴食，亦不能吃得太少，有饥饿感。蛋白质、热量长期摄入不足，长期饥饿是脂肪肝形成的又一病因，所以平时饮食要注意合理搭配、饮食多样化，不要偏食。牛奶、鸡蛋、肉类、杂粮、蔬菜、水果，要适当调配，避免营养缺乏。原则上要做到合理控制能量摄取；合理分配三大营养要素比例，增加优质蛋白摄入，控制脂肪摄入
结语		老年人很容易得高血脂、高血压、脂肪肝，因此在饮食上最好是合理膳食，低脂饮食

178. 如何预防药物性脂肪肝

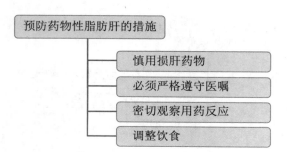

典型案例		蔡先生，45 岁，在体检中查出轻度脂肪肝。他既没有嗜酒的习惯，营养也不过剩，但是他有过敏性鼻炎，一直无法根治，长期服用药物治疗，因此他被认为可能是药物导致的脂肪肝
预防药物性脂肪肝的措施	慎用损肝药物	肝脏是人体最重要的代谢器官，药物大多数经肝脏代谢，有数十种药物可能与脂肪肝有关，如肾上腺皮质激素、四环素、异烟肼、避孕药、减肥药、甲氨蝶呤、丙戊酸钠。据估计，在所有药物反应中，药物性肝损伤（包括药物性脂肪肝）占 10%～15%，有 200 多种药物可出现不同程度的肝损伤。药物性肝病已经成为当今社会一个值得十分注意的医源性疾病。为了预防药物性肝损伤，应尽可能慎用损肝药物
	必须严格遵守医嘱	如果必须服用药物，必须严格遵守医嘱，不要长期自选用药，用药剂量不宜过大，用药种类不宜过多，一般不宜空腹服药，忌酒后服药和滥用损肝药物
	密切观察用药反应	定期复查肝功能、血脂和肝脏 B 超
	调整饮食	药物性脂肪肝多为高脂血症性脂肪肝，这类患者可单纯通过饮食疗法而获得痊愈。饮食以低糖、低脂肪、低胆固醇和高纤维素为主。尽量多食香菇、芹菜及山楂等以达到降血脂，减少肝脏脂肪沉积之目的。而对由于蛋白合成减少造成的脂肪肝则应以去除病因为主
结语		药物性肝病必须引起注意，应尽可能地慎用损肝药物

179. 外科手术后患者如何预防脂肪肝

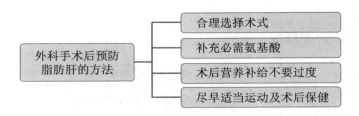

外科手术后预防脂肪肝的方法
- 合理选择术式
- 补充必需氨基酸
- 术后营养补给不要过度
- 尽早适当运动及术后保健

典型案例	莫爷爷，因为食管癌行食管及胃大部分切除术，术后家人为了让他尽快恢复，在饮食上给他下足了功夫。结果他的体重短期内增了很多，甚至超过术前，再次查体，发现患有轻度脂肪肝
外科手术后预防脂肪肝的方法	**合理选择术式** 小肠改道手术、胃成形术、胆胰改道手术以及广泛小肠切除等外科手术可引起脂肪肝。肝内脂肪沉积增加常发生于手术后 6 个月内，以后渐减，直至改道手术的 2～3 年后，但肝细胞气球样变和炎症、坏死及纤维化却日渐加重。它主要是脂肪组织中脂肪酸被动用之故，细菌毒素和石胆酸也可能起不良作用，这或许可解释所伴随的肝坏死与纤维化。所以，即使是重度肥胖，外科手术也不作为常规治疗措施，并且应审慎选择手术方式，胃成形术相比空肠回肠短路手术要安全
	补充必需氨基酸 重新吻合肠道，恢复肠道正常走向，并补充必需氨基酸，可使肝内脂肪堆积消退
	术后营养补给不要过度 外科手术后患者高脂肪、高热量饮食，并限制活动，可引起短期内体重明显增加，并导致脂肪肝。因此，术后营养补给不要过度，尽量维持理想体重，从而预防脂肪肝等营养过剩性疾病的发生
	尽早适当运动及术后保健 术后应尽早适当运动及术后保健，保持大便通畅，以利于体力恢复
结语	胃肠手术可引起脂肪肝，术后应避免患者营养过剩，并进行早期的活动及术后保健，保持大便通畅

180. 如何预防营养不良性脂肪肝

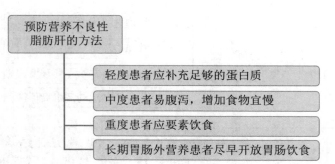

典型案例		张女士，因为爱美，为了保持苗条身材，长期减肥，一次偶然查体，发现自己患有轻度脂肪肝。她很困惑，认为自己没有高脂饮食，怎么还会得脂肪肝呢？后来医生告诉她，长期营养不良也会导致脂肪肝，因此应合理健康的饮食
预防营养不良性脂肪肝的方法	轻度患者应补充足够的蛋白质	营养不良性脂肪肝见于恶性营养不良病、肠旁路手术后以及吸收不良综合征和慢性消耗性疾病患者，偶见于爱美女士节食减肥，儿童挑食偏食。轻度营养不良者，每天每千克体重热量可控制在335～502kg（80～120kcal），补充足够的蛋白质。含蛋白质较多的食物有肉类、鱼类、牛羊乳、蛋类、豆制品等
	中度患者易腹泻，增加食物宜慢	中度营养不良的患者易发生腹泻，增加食物宜慢。初时，可先加含蛋白质较多、脂肪少的食物，加淀粉以补充热量，待消化能力逐渐恢复，食欲好转，大便正常时，再多加食物
	重度患者应要素饮食	病情严重者可改为要素饮食或加用复合氨基酸制剂口服，必要时从静脉途径补充各种足够热量和营养成分，以加快脂肪肝的恢复
	长期胃肠外营养患者尽早开放胃肠饮食	对于长期胃肠外营养患者，应尽早开放胃肠饮食，有助于防治脂肪肝、胆汁淤积等肝、胆并发症
结语		长期营养不良可造成脂肪肝，因此应对爱美女士节食减肥、儿童挑食偏食进行心理干预、纠正不良饮食习惯、合理地吸取膳食营养

181. 乙肝患者怎样预防脂肪肝

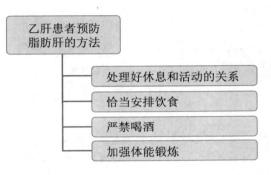

典型案例		张先生原来只是乙肝表面抗原一项呈阳性，但他经常会喝一点啤酒和葡萄酒，认为这样不会加重病情。但最近检查发现乙肝表面抗原、e 抗体、核心抗体均阳性，属小三阳，三酰甘油也高，并且超声检查提示不均匀脂肪肝
乙肝患者预防脂肪肝的方法	处理好休息和活动的关系	在肝炎恢复期，注意处理好休息和活动的关系，避免长期卧床，做到动静结合，不要使体重过分增加，避免肥胖
	恰当安排饮食	乙肝患者要恰当地安排饮食，避免营养过度，要适当地少吃脂肪类食品，但更重要的是不要过多地吃糖或其他甜食。这是因为糖类过多时，也会在体内转变为脂肪储存起来
	严禁喝酒	乙肝患者坚决不能喝酒，包括白酒、啤酒、葡萄酒、果酒等，这样的情况喝酒只能是雪上加霜。脂肪肝是可逆的，积极地配合治疗是会康复的。如果放任喝酒的话，一旦变成肝硬化，就不好治疗了
	加强体能锻炼	在脂肪肝的形成原因中，活动过少比摄食过多更为重要。因此，为了健康的需要，应根据自身情况，坚持参加中等运动量的锻炼，并持之以恒，避免养成久坐少动的习惯。适当地进行身体锻炼可以有效地提高心血管和呼吸功能，促进新陈代谢，并能减少脂肪的积累。可以进行快走、慢跑、游泳、爬山、太极拳等活动
结语		乙肝患者要避免营养过剩和减少活动，也要禁止喝酒，这样才能预防脂肪肝的发生

182. 肝炎后脂肪肝患者如何调节饮食

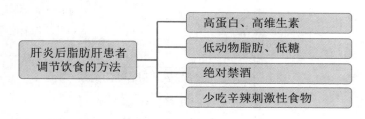

典型案例	刘女士患有肝炎很多年,她一直坚持高蛋白、高维生素、低脂肪、低糖饮食,平时不喝酒也不吃辛辣刺激性食物,多年来查体,肝功能尚可,也没有脂肪肝	
肝炎后脂肪肝患者调节饮食的方法	高蛋白	肝炎后脂肪肝多见于急性病毒性肝炎恢复期或慢性肝炎患者,往往因过分强调高蛋白、高糖、高营养致进食能量过多,以及过分限制活动导致病后短期内体重增加和肝内脂肪堆积。日常饮食中,不吃高脂肪、高胆固醇、高热量的食物,宜多吃富含蛋氨酸的食物如小米、芝麻、油菜、菠菜、干贝等以促进体内磷脂合成,使肝细胞内脂肪转化
	高维生素	维生素是人和动物营养、生长所必需的有机化合物,对机体的新陈代谢、生长、发育、健康有极重要的作用。应多吃一些富含维生素的食物,如动物肝脏、奶制品、禽蛋、谷物类、豆类、坚果类、瘦肉、新鲜的蔬菜和水果
	低动物脂肪	对含胆固醇高的食物如蛋黄等宜适当控制,少吃油炸和煎的食物,多吃精瘦肉
	低糖	不要过多地吃糖或其他甜食。这是因为糖类过多时,也会在体内转变为脂肪储存起来
	绝对禁酒	乙肝患者坚决不能喝酒,包括白酒、啤酒、葡萄酒、果酒等
	少吃辛辣刺激性食物	少吃辛辣刺激性食物,包括煎炸食品、辣椒、花椒、大蒜、芥末、胡椒、生姜等
结语	肝炎患者应绝对禁酒,并坚持低脂、低糖、高维生素饮食,这样才能有效预防脂肪肝	

183. 为什么脂肪肝患者应多吃富含蛋氨酸的食物

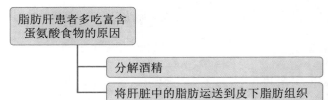

脂肪肝患者多吃富含蛋氨酸食物的原因
- 分解酒精
- 将肝脏中的脂肪运送到皮下脂肪组织

典型案例		张先生，由于工作需要，经常忙于应酬，喝酒吃肉是免不了的。后来自觉肝区不适，到医院检查，超声发现其患有中度脂肪肝。医生除了建议他少喝酒、尽量低脂饮食，还建议他服用复方蛋氨酸胆碱片。该药对肝脏脂肪蓄积有明显的抑制作用
脂肪肝患者多吃富含蛋氨酸食物的原因	分解酒精	蛋氨酸，亦称甲硫氨酸，是人体的必需氨基酸，参与蛋白质的合成。在肝脏分解酒精时，起主要作用的是酶，其主要原料就是蛋氨酸。蛋氨酸具有分解酒精的作用，所以，为了防治脂肪肝就不能缺少蛋氨酸。蛋氨酸在每天的食物中可以轻松摄取，平时应补充鸡肉、牛肉、猪肉等富含蛋氨酸的肉类和蛋类。当缺乏蛋氨酸时，会引起食欲减退、生长减缓、肾脏肿大和肝脏铁沉积等现象，最后导致肝坏死或纤维化
	将肝脏中的脂肪运送到皮下脂肪组织	蛋氨酸的生理功能与其分解代谢密切关联。在腺苷转移酶催化下，蛋氨酸与三磷酸腺苷反应生成 S-腺苷蛋氨酸。蛋氨酸具有把肝脏中的脂肪运送到皮下脂肪组织的作用，因此蛋氨酸可预防脂肪肝和肝硬化。因为人体内不能合成蛋氨酸，所以人类必须从食物中不断补充蛋氨酸。如果蛋氨酸缺乏就会导致体内蛋白质合成受阻，造成机体损害。在防治脂肪肝和肝硬化的临床应用中，将蛋氨酸制成片剂，每片 0.25～0.5g，每日 3 次，每次 1～2g，温开水送服
结语		蛋氨酸不仅可以分解酒精，还可以将肝脏中的脂肪运送到皮下脂肪组织。因此，脂肪肝患者应多吃含蛋氨酸的食物

184. 为什么鱼油可以预防脂肪肝

```
鱼油预防脂肪肝的原因
    ├── 含多不饱和脂肪酸，可以燃烧脂肪
    └── 抑制中性脂肪的合成
```

典型案例	葛女士，患有脂肪肝，她的孩子经常给她买深海鱼油软胶囊。鱼油能改善血液中的脂肪状态，能够起到降血脂的作用。果然，服用了一段时间后，她的血脂降低了，脂肪肝也缓解了	
鱼油预防脂肪肝的原因	含多不饱和脂肪酸，可以燃烧脂肪	众所周知，饱和脂肪酸摄入过多容易诱发脂肪肝，但鱼类中所含的多不饱和脂肪酸可以防止这种危害。多不饱和脂肪酸可以燃烧多余的脂肪，摄取多不饱和脂肪酸，可以有效地预防脂肪肝的发生。不饱和脂肪酸富含在沙丁鱼、青花鱼、秋刀鱼等背呈青色的鱼中。三高（高血压、高血脂、高胆固醇）人群应该多补充鱼油，从而防治脂肪肝
	抑制中性脂肪的合成	人体健康需要不饱和脂肪酸维持，而且社会人群饱和脂肪酸超标的原因。鱼油受到人们的青睐，从深海鱼类动物体中提炼出来的不饱和脂肪酸，分别为二十碳五烯酸（EPA）和二十二碳六烯酸（DHA）。鱼油可抑制中性脂肪的合成。因此经常吃一些富含鱼油比较多的鱼类，可以调节血脂，清理血栓，防止血液凝固，预防脑血栓、脑溢血及脑卒中。有研究显示，连续 10 天食用含有 EPA 及 DHA 的鲑鱼为主的食物，健康人的血中胆固醇降低 17%，三酰甘油降低 40%，而高血脂的人胆固醇降低 20%，三酰甘油降低 67%。说明 EPA 和 DHA 有明显降血脂作用，且降三酰甘油的作用远比降胆固醇的作用强
结语	鱼油中含有丰富的多不饱和脂肪酸，其可以燃烧多余的脂肪，并可以抑制中性脂肪的合成。因此，经常食用富含鱼油的深海鱼，可以防治脂肪肝	

185. 为什么补充胆碱可以预防脂肪肝

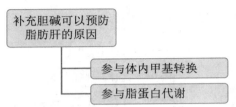

典型案例	李女士，36 岁，生完孩子后体重达 72.5kg，后来单位体检，超声查出有中度脂肪肝。医生建议她治疗以锻炼和控制饮食为主，如低脂饮食，多进行体育锻炼，不要久坐，使体重降下来，必要时也可以服用多烯磷脂酰胆碱胶囊，可以治疗脂肪肝，还有助于减肥
补充胆碱可以预防脂肪肝的原因	**参与体内甲基转换** 胆碱是卵磷脂的组成部分，参与体内甲基转换。饮食中缺乏胆碱可发生脂肪性肝炎和肝纤维化，而补充胆碱则可防止或减轻胆碱缺乏性肝损伤和酒精性肝损伤的发生。人体自身可以产生部分胆碱，但对于大量饮酒造成的脂肪肝患者来说，还远远不够，必须从富含胆碱的食物中获取。花生、毛豆、大豆、肝、鸡蛋等食物中都含有大量的胆碱
	参与脂蛋白代谢 胆碱是卵磷脂的组成部分，还参与脂蛋白的代谢。健康的肝脏中含有一定的脂肪，其中大部分为磷脂。磷脂中的主要成分是卵磷脂。得了脂肪肝，中性脂肪增加，相反卵磷脂会减少。磷脂和卵磷脂可以增加线粒体的作用。线粒体是燃烧脂肪的"工厂"，能促使脂肪分解，缓解脂肪肝症状
结语	胆碱是卵磷脂的组成部分，参与体内甲基转换及脂蛋白代谢，多吃一些富含胆碱的食物可以有效地防治脂肪肝

186. 海产品对防治脂肪肝有益吗

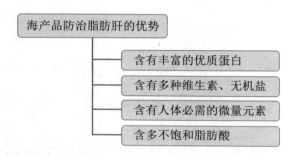

典型案例	赵先生，体态肥胖，患有中度脂肪肝。自从查出脂肪肝后，他就拒绝一切脂肪的摄入，只吃素，不吃荤。结果脂肪肝不但没减轻，反而加重。后来咨询医生，才知道自己的饮食不合理，长期的营养不良也会加重脂肪肝

海产品防治脂肪肝的优势	含有丰富的优质蛋白	高蛋白饮食能避免体内蛋白质的损耗，有利于肝细胞的修复与再生，防止肝细胞进一步受损害。正常人每天每千克体重需蛋白质 1～1.2g，占总热量的 10%～15%。豆类及豆制品等植物蛋白生物利用率低，应以富含必需氨基酸的动物蛋白为主，如鱼类、瘦肉（特别是兔肉、牛肉）、牛奶、鸡蛋清等。蛋白质摄入不足可加剧肝内脂肪沉积，而高蛋白饮食可增加脂蛋白合成，有利于将脂肪运出肝脏，减轻脂肪肝。因此，脂肪肝患者每天蛋白质摄入量不应低于 60g
	含有多种维生素、无机盐	海产品含有多种维生素、无机盐，能活化肝细胞组织代谢，促进肝脏排毒，增强免疫力，预防脂肪肝发生
	含有人体必需的微量元素	微量元素有调节血脂代谢，阻止脂肪肝形成及提高机体氧化能力的作用，对高脂血症也有一定的防治作用
	含多不饱和脂肪酸	鱼油含多不饱和脂肪酸，其可以燃烧多余的脂肪，并能抑制中性脂肪的合成。摄取多不饱和脂肪酸，可以有效地预防脂肪肝的发生。不饱和脂肪酸富含在沙丁鱼、青花鱼、秋刀鱼等背呈青色的鱼中
结语		海产品对防治脂肪肝具有重要意义，海鱼是防治高脂血症、脂肪肝和冠心病的健康食物

187. 为什么说"地中海式饮食"可预防脂肪肝

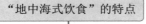

"地中海式饮食"的特点

- 简单、清淡、富含营养
- 多吃蔬菜、水果、鱼、豆类和谷类食物
- 提倡橄榄油

典型案例		徐女士，患有中度脂肪肝，她平时口味特别重，体形也偏胖。后来医生给她介绍"地中海式饮食"，并建议她采用这种饮食方法。坚持了半年后，她的血脂降低了，脂肪肝也由中度变成了轻度
"地中海式饮食"的特点	简单、清淡、富含营养	"地中海式饮食"并不是一种特殊的饮食计划或饮食过程，而是一种现代营养学所推荐的膳食模式，该方式简单、清淡、富含营养。其以自然的营养物质为基础，包括橄榄油、蔬菜、水果、鱼、海鲜、豆类，加上适量的红酒和大蒜，再辅以独特调料的烹饪方式。每人每天摄入的食物能量有一定控制范围，如女性应在 2kcal 左右，男性应在 2.5kcal 左右
	多吃蔬菜、水果、鱼、豆类和谷类食物	食物的加工程度低，新鲜度高，以食用当季和当地产的食物为主。脂肪提供能量占膳食总能量的 25%～35%，饱和脂肪酸只占 7%～8%。每天食用适量奶酪和酸奶。每周食用适量鱼、禽肉和蛋。以新鲜水果作为典型的每天餐后食品，甜食每周只食用几次。每月只食用几次红肉。大部分成年人有饮用红酒的习惯。饮食以蔬菜、水果、鱼、海鲜、豆类、坚果类食物为主，其次是谷类
	提倡橄榄油	烹饪时要用植物油（含不饱和脂肪酸）来代替动物油（含饱和脂肪酸），尤其提倡用橄榄油。橄榄油近 90% 是油酸、亚油酸等不饱含脂肪酸。目前公认橄榄油是世界上最好的食用油之一，能降血脂、降胆固醇
结语		"地中海式饮食"简单、清淡、富含营养，可预防脂肪肝、糖尿病

188. 哪些维生素与预防脂肪肝有关

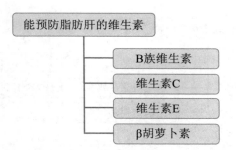

典型案例		小明是一名小学生，平时酷爱吃快餐，水果、蔬菜吃的比较少，慢慢地他的体重越来越重。偶然查体，发现患有轻度脂肪肝。医生说这是由于他经常高脂饮食，并且偏食、挑食引起的
能预防脂肪肝的维生素	B 族维生素	饮食中缺乏 B 族维生素可引起肝小叶中央区脂肪变性甚至坏死，及时补充富含 B 族维生素可防治肝细胞脂肪变性、抗脂质过氧化、抑制肝坏死和肝纤维化的发生
	维生素 C	维生素 C 又叫抗坏血酸，是一种水溶性维生素，能够治疗坏血病并且具有酸性，故称之为抗坏血酸。长期服用维生素 C 可使高胆固醇血症患者的血清胆固醇水平下降，从而可防止脂肪肝、动脉粥样硬化的发生
	维生素 E	饮食中缺乏维生素 E 也可引起肝小叶中央区脂肪变性甚至坏死，及时补充维生素 E 可防治肝细胞脂肪变性、抗脂质过氧化、抑制肝坏死和肝纤维化的发生。此外，维生素 E 对不饱和脂肪酸有抗氧化作用，可阻止血液中的氧与低密度脂蛋白胆固醇结合，从而防治动脉粥样硬化，减少心脏病的发作次数
	β 胡萝卜素	β 胡萝卜素是一种广泛存在于绿色和黄色蔬菜、水果中的天然类胡萝卜素。胡萝卜素摄入体内后，可以转化成维生素 A。胡萝卜素由于它的抗氧化和清除自由基的作用，可预防脂肪肝患者发生冠心病、脑卒中及肝纤维化
结语		与脂肪肝相关的维生素主要有 B 族维生素、维生素 C、维生素 E 和 β 胡萝卜素。因此，经常食用含这些维生素的食物能有效防治脂肪肝

189. 哪些食品富含可以预防脂肪肝的维生素

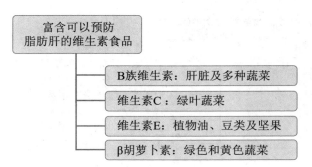

典型案例	毛毛是一名大学生，为了瘦身，经常控制饮食进行减肥。长期下来，体重下降了，可是出现了营养不良。医生建议她应该合理膳食，补充各种食物，不然会导致脂肪肝
富含可以预防脂肪肝的维生素的食品	**B 族维生素** B 族维生素有 B_1、B_2、B_5、B_6、B_9、B_{12} 等。它们在肝脏含量最为丰富，参与酶的组成，与代谢密切相关。黄豆芽、绿豆芽、麦芽、糠皮、豌豆苗、花生、各种豆类、新鲜蔬菜和水果中富含维生素 B_1；小米、大豆、干酵母、豆瓣酱、绿叶菜、动物肉、乳、肝及禽蛋含较多维生素 B_2；豆类，新鲜绿色蔬菜，动物肝、肾、肉和酵母中分别含维生素 B_5、B_6、B_9 较多
	维生素 C 维生素 C 可降低血清胆固醇。维生素 C 在绿叶蔬菜中含量最丰富。西红柿、黄瓜等维生素 C 的含量虽不及绿叶蔬菜，但因常被生吃，维生素 C 损失少，因而也是维生素的良好来源
	维生素 E 维生素 E 对不饱和脂肪酸有抗氧化作用，可阻止血液中的氧与低密度脂蛋白胆固醇结合。维生素 E 在植物油中含量最高，其次在豆类、坚果类和谷类中含量较高
	β 胡萝卜素 胡萝卜素由于它的抗氧化和清除自由基的作用，可预防脂肪肝患者发生冠心病。所有绿色或黄色蔬菜均含有较多的胡萝卜素
结语	很多食物中都含有 B 族维生素、维生素 C、维生素 E 和 β 胡萝卜素，因此只要不偏食、挑食，就能有效地预防脂肪肝

190. 哪些烹调方法会破坏食物中的维生素

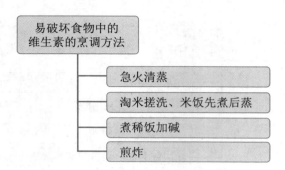

易破坏食物中的维生素的烹调方法
- 急火清蒸
- 淘米搓洗、米饭先煮后蒸
- 煮稀饭加碱
- 煎炸

典型案例		张女士刚生产完，不幸的是却患上了产后抑郁症。医生让她多补充富含维生素 B_1 的食物，并告诉家属，维生素 B_1 是一种相当娇气的营养素，它既怕热，又怕碱，而且容易在淘米等过程中溶在水里流失掉，因此烹调时需注意
易破坏食物中的维生素的烹调方法	急火清蒸	用急火清蒸时维生素 B_1 损失约 45%，而炒熟仅损失 13%。因此制作荤菜时尽可能采用急火快炒的方法
	淘米搓洗、米饭先煮后蒸	淘米搓洗可使大米中的 B 族维生素损失约 1/4，米饭先煮后蒸可使 B 族维生素损失 50%。小吃店里的酸辣粉、酸菜粉丝汤、凉皮、凉粉、米皮之类：因为要把面粉、米粉放在水中反复搓洗，制成淀粉冻，过程中去掉了蛋白质，也把溶进水里的维生素 B_1 一起扔掉了
	煮稀饭加碱	煮稀饭加碱会使 B 族维生素全部破坏。粥店里久煮、久熬的白米粥：本来白米中维生素 B_1 就少得可怜，长时间熬煮和保温状态，更让它所剩无几。特别是加碱煮出来的粥，维生素 B_1 几乎已经没有了。快餐店中的各种面条：为了让面条坚韧，口感劲道，里面都要加入碳酸钾之类碱性物质，但这会破坏维生素 B_1
	煎炸	煎炸时，食物中的维生素 B_1 几乎全部破坏，同时脂肪加热时会出现具有致癌作用的烃类。各种油炸方便面，早点摊上的油条、油饼、炸糕、焦圈之类，加上小苏打煎炸，会让面食中的维生素 B_1 损失殆尽
结语		急火清蒸、淘米搓洗、米饭先煮后蒸、煎炸等烹调方法会影响食物中 B 族维生素的含量，上述制作方法应避免

191. 为什么说绿茶可防治脂肪肝

```
┌─────────────────────┐
│ 绿茶防治脂肪肝的原因 │
└─────────────────────┘
    ├──┤ 茶多酚可增加肝组织中肝脂酶的活性 │
    ├──┤ 茶色素有调血脂作用 │
    └──┤ 茶多酚可加强胆固醇逆转运 │
```

典型案例		李先生，平时爱喝酒、抽烟、吃肉，身材比较胖。后来单位体检发现血脂高、胆固醇高，超声提示脂肪肝。医生建议他低脂饮食，多运动，戒掉烟酒，并建议他可以多喝绿茶，对脂肪肝的防治有一定的作用
绿茶防治脂肪肝的原因	茶多酚可增加肝组织中肝脂酶的活性	茶多酚是茶叶中多酚类物质的总称，包括黄烷醇类、花色苷类、黄酮类、黄酮醇类和酚酸类等。绿茶提取物茶多酚可增加肝组织中肝脂酶的活性，降低肝组织中过氧化脂含量，对脂肪肝有一定的防治作用
	茶色素有调血脂作用	茶多酚对人体脂肪代谢有着重要作用。人体的胆固醇、三酰甘油等含量高，血管内壁脂肪沉积，血管平滑肌细胞增生后形成动脉粥样化斑块等心血管疾病。茶多酚，尤其是茶多酚中的儿茶素 ECG 和 EGC 及其氧化产物茶黄素等，有助于抑制这种斑块增生，使形成血黏度增强的纤维蛋白原降低，从而抑制动脉粥样硬化。茶多酚的氧化产物茶色素有一定的调血脂作用，可降低血总胆固醇、三酰甘油水平
	茶多酚可加强胆固醇逆转运	茶多酚通过增加肝细胞膜及肝细胞中高密度脂蛋白活性，从而加强胆固醇逆转运，降低血中总胆固醇、三酰甘油水平；肝细胞中肝脂酶活性增加，肝细胞内三酰甘油堆积减少，有利于脂肪肝的防治
结语		绿茶提取物茶多酚可增加肝组织中肝脂酶的活性，降低肝组织中过氧化脂含量，对脂肪肝有一定的防治作用

192. 常喝牛奶为何能够预防脂肪肝

喝牛奶预防脂肪肝的原因

含有抑制胆固醇合成酶活性的物质

含较多的钙

典型案例	刘爷爷，长期血脂高，并患有糖尿病、脂肪肝，儿女让他多喝牛奶，但他怕喝牛奶会使得血脂更高，拒绝喝牛奶。后来咨询医生才知道，喝牛奶不但不会使血脂升高，一定程度上还能起到降血脂的作用
喝牛奶预防脂肪肝的原因	**含有抑制胆固醇合成酶活性的物质**　不少高脂血症、肥胖症、脂肪肝和冠心病患者经常问到"能喝牛奶吗？"这一问题。现代医学研究结果证实，喝牛奶不仅不会升高血浆胆固醇，反而可使其降低。专家们发现，牛奶中含有一些如 3-羟基-3-甲基戊二酸类物质，能抑制人体内胆固醇合成酶的活性，从而抑制体内胆固醇的合成，降低血中胆固醇含量。医学流行病学专家做过这样的调查，非洲的马西族人尽管每人每天要喝 4～5L 发酵全脂牛奶，但他们的胆固醇水平却不高
	含较多的钙　牛奶中含有较多的钙，可减少人体对胆固醇的吸收。当然，营养过剩的人则应适当控制，若要喝牛奶，就须适当减少糖类的摄入量。专家们有意识地给一些健康人每日喝 720ml 牛奶，1 周后血中胆固醇含量显著下降，且在 12 周中一直维持在较低的水平
结语	牛奶中有抑制人体胆固醇合成酶活性的物质，并含有较多的钙，能抑制胆固醇吸收，因此高脂血症、脂肪肝的患者是可以喝牛奶的

193. 大豆对脂肪肝患者有何食疗价值

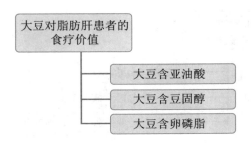

典型案例		米爷爷是一名中医，他一直认为，大豆性味甘、平，归脾、肾、大肠经。有健脾宽中、润燥消水、清热解毒、活血祛风等功效。因此他经常和老伴吃大豆制品，现在二人年过八旬，身体一直很好，血脂正常，血压也不高，也没有脂肪肝
大豆对脂肪肝患者的食疗价值	大豆含亚油酸	现代医学研究表明，大豆及大豆制品均具有降低胆固醇作用。大豆所含的脂肪酸是不饱和双烯脂肪酸，如亚油酸，占所含脂肪的55%以上。对中老年人来说，食用大豆防治高脂血症。在家庭自制豆浆时，请勿随意丢弃豆渣，因为豆渣不仅含有丰富且容易为人吸收的钙，而且豆渣热量低，纤维素多，在肠道具有吸附胆固醇的作用
	大豆含豆固醇	大豆还含有大量的豆固醇，几乎不含胆固醇，可以起到抑制机体吸收动物食品所含胆固醇的作用，协同不饱和脂肪酸与体内胆固醇结合转变为液态，随尿排出体外，从而降低胆固醇的含量，有助于高脂血症及其并发脂肪肝、高血压病、动脉粥样硬化患者的康复
	大豆含卵磷脂	大豆中的卵磷脂、蛋白C、异黄酮、大豆皂苷等均有明显的防治脂肪肝作用。用大豆及豆浆、豆腐脑、豆腐、腐竹等豆制品制作的美食，物美价廉，品种繁多，具有良好的降脂、降压、降糖等作用
结语		大豆具有药用保健价值，大豆及大豆制品均具有降低胆固醇的作用，因此多吃大豆及豆制品能够防治脂肪肝

194. 脂肪肝患者吃水果的注意事项有哪些

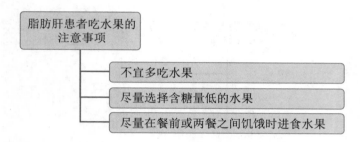

典型案例	李女士，患有脂肪肝，她想从饮食上进行治疗，除了每天少吃含脂肪多的食物，尽量少吃油煎、油炸类食品，还吃大量的水果。她认为水果含有很多的水分、维生素、纤维素，既能养颜美容减肥，又能降低脂肪肝。可过了一段时间复查，发现脂肪肝没有减轻反而加重了	
脂肪肝患者吃水果的注意事项	不宜多吃水果	新鲜水果富含水分、维生素、纤维素和矿物质，经常食用无疑有益于健康。然而，水果的保健作用并非越多越好。因为水果含有一定的糖类，长期过多进食可导致血糖、血脂升高，甚至诱发肥胖。因此肥胖、糖尿病、高脂血症和脂肪肝患者不宜多吃水果
	尽量选择含糖量低的水果	水果含有一定的糖分，特别是富含单糖和双糖的水果，长期过多进食可导致血糖、血脂升高。当前我们应时刻考虑膳食热量过剩可能给健康带来的危害，应尽可能选用苹果、梨等含糖量低的水果，且量不能太多，必要时以萝卜、黄瓜、西红柿等蔬菜代替水果
	尽量在餐前或两餐之间饥饿时进食水果	尽量在餐前或两餐之间饥饿时进食水果，以减少正餐进食量
结语	新鲜水果富含水分、维生素、纤维素和矿物质，经常食用无疑有益于健康，但水果也含有糖类，因此脂肪肝患者不宜多吃	

195. 哪些食物可以预防脂肪肝

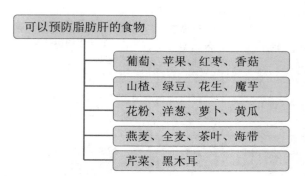

可以预防脂肪肝的食物		
可以预防脂肪肝的食物	葡萄	营养价值很高，能够降低肝脏胆固醇含量，增强人体体质和促进消化功能
	苹果	营养价值高，含丰富的钾，含糖量少，还能够减少胆固醇的吸收。因此，多吃苹果能够有效预防脂肪肝
	红枣	是药食兼用品，具有抗氧化作用和直接清除自由基作用，含有芦丁成分，能够降低胆固醇
	香菇	含丁酸、香菇素、胆碱、氧化酶以及某些核酸物质等，均能有助于降低血脂
	山楂	开胃消食，具有防治心血管疾病、降低血压和胆固醇、软化血管及利尿和镇静作用
	绿豆	清凉解渴，夏天多喝绿豆粥能够起到降温败火的作用，绿豆中还含有一种球蛋白及多糖成分，有降血脂的作用。因此，多喝绿豆粥能够预防脂肪肝
	花生	营养丰富，含多种维生素及微量元素，并含大量不饱和脂肪酸、优质蛋白，可以降血脂，脂肪肝患者可适量补充一些花生
	魔芋	含葡甘露聚糖，具有很好的降血糖、降血脂功效，多吃魔芋还可以起到减肥作用

可以预防脂肪肝的食物	花粉	含有大量的蛋白质、维生素以及微量元素，具有降低胆固醇和三酰甘油的作用
	洋葱	对高血压、高血脂、糖尿病、动脉粥样硬化乃至癌症均有调理、治疗作用，在一定程度上也能预防脂肪肝。因此，多吃一些洋葱好处多多
	萝卜	可以消食通便、减肥强体、降脂平压、防癌抗癌。因此，多吃萝卜可以预防脂肪肝、高血压
	黄瓜	具有清热利水、解毒消肿、生津止渴的作用，最重要的是能帮助减肥，预防脂肪肝
	燕麦	含有多种氨基酸和维生素以及亚油酸，能起到降血脂的作用
	全麦	含高吸水性纤维、丰富的小麦胚、不含脂肪、热量低、富含复合碳水化合物。人们可以多吃些全麦食品，可以有效预防脂肪肝
	茶叶	含花色素、芳香物质以及一些活性物质，这些物质能够溶解脂肪，降低血脂，有效预防脂肪肝
	海带	具有降低血压、减少血管硬化、降低血糖、预防脂肪肝的作用
	芹菜	具有降血压、降血脂的功效。此外，还有保健作用。脂肪肝、高血脂患者应该多吃
	黑木耳	能抗血凝、抗血栓、降血脂，还具有减肥作用，能预防脂肪肝